Christof Baur / Bernd Thurner

Wirbelsäulen-Gymnastik

mit dem Ball

So stärken Sie
wirksam Ihren Rücken

Weltbild

Inhalt

Gymnastik mit dem Ball ist eine runde Sache und sorgt für einen starken Rücken.

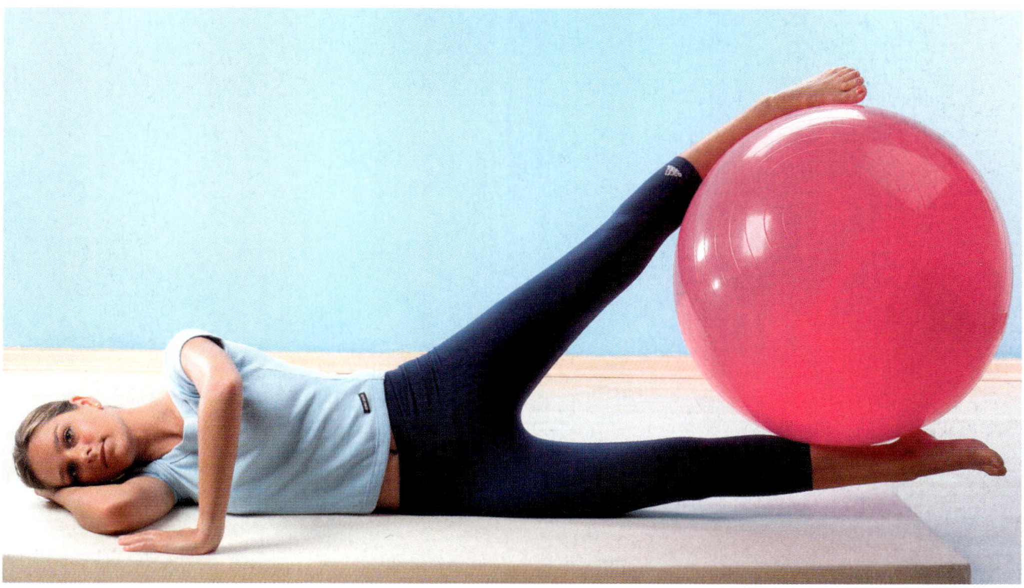

Bleiben Sie in Bewegung: Ausdauertraining gehört dazu.

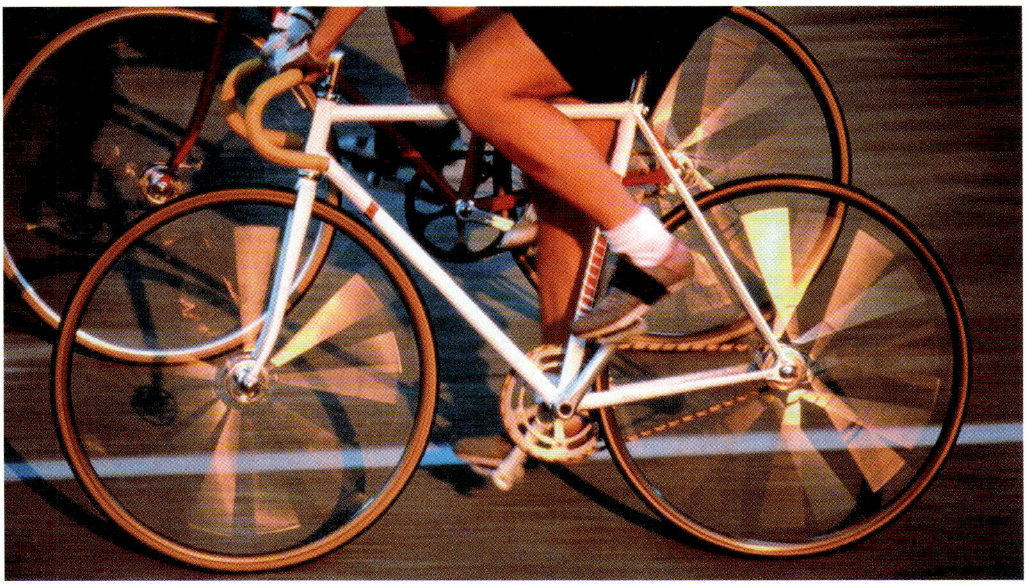

Fitness für den Rücken

Rückenschmerzen sind ein weit verbreitetes Phänomen. Trotzdem erweist sich die Therapie von Wirbelsäulenbeschwerden in der Medizin als eines der schwierigsten Probleme. Ärzte sind mehr oder weniger hilflos, wenn Patienten mit Rückenbeschwerden in die Praxis kommen – abgesehen von eindeutigen Notfällen wie einem akuten Bandscheibenvorfall. Nicht selten werden bei Rückenschmerzen Verlegenheitsdiagnosen gestellt. Das hat aber keineswegs etwas mit Inkompetenz zu tun. Die Wissenschaft ist heute noch nicht so weit, dass sie exakt erklären kann, was bei Rückenschmerzen genau passiert. Dabei wäre es im Grunde relativ einfach, das Problem in den Griff zu bekommen. Das Zauberwort heißt: Vorbeugung. Trotz Laser und High Tech: Den Rückenschmerz gar nicht erst entstehen zu lassen ist der effektivste Weg gegen Wirbelsäulenbeschwerden. Die Medizin der Zukunft wird nicht nur im Bereich der Rückenproblematik eine Vorbeuge-Medizin sein.

Jährlich werden in Deutschland mehrere Milliarden Euro für die Behandlung von Wirbelsäulenbeschwerden ausgegeben. 80% aller Menschen sind irgendwann in ihrem Leben von Rückenschmerzen betroffen.

Ihr persönlicher Beitrag

Was können Sie also persönlich dafür tun, dass Sie nie mehr Rückenbeschwerden haben werden? Fragen Sie das nicht Ihren Arzt! Denn, wenn er ehrlich ist, weiß er es nicht. Die moderne Apparatemedizin steht dem Problem ratlos gegenüber. Das ist nicht weiter verwunderlich, denn die Medizin schaut nur auf den Körper und auch nur dann, wenn bereits etwas wehtut. Bei 60–70% aller Patienten findet der Arzt keinen körperlichen Defekt. Aus medizinischer Sicht wären sie gesund. Sie müssen also selbst aktiv werden. Bei der Suche nach den Ursachen für Ihre Beschwerden gilt es tiefere Zusammenhänge aufzudecken. Am besten werden Sie Fachmann in eigener Sache. Helfen Sie sich selbst! Wie? Den ersten Schritt haben Sie bereits getan, indem Sie dieses Buch zur Hand genommen haben.

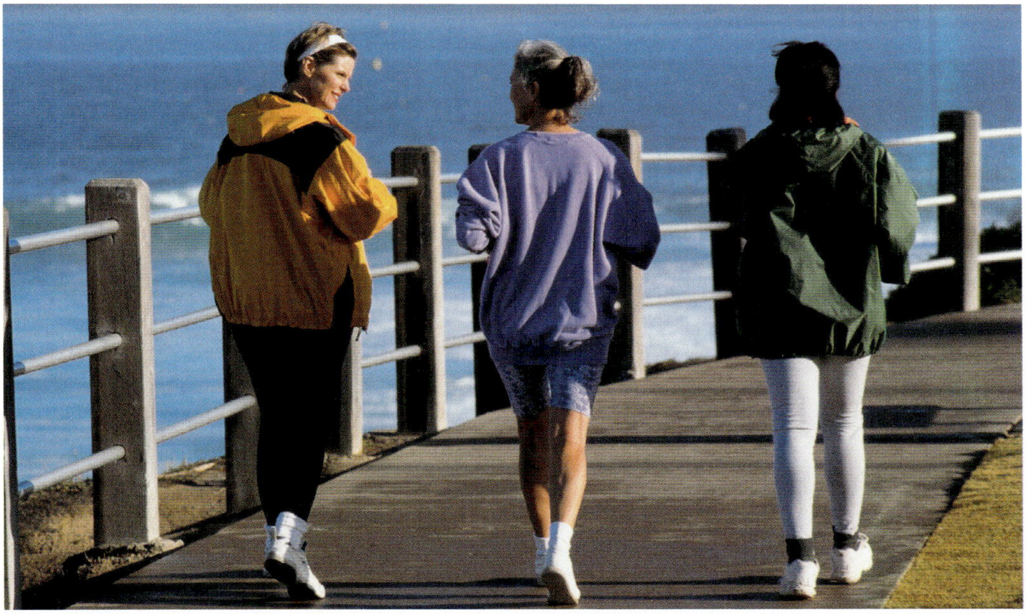

Rückentraining einfach gemacht

Für die Wirbelsäule spielt die Rumpfmuskulatur eine entscheidende Rolle. Ihr Trainingszustand entscheidet mit darüber, ob die Belastungen der Wirbelsäule ohne negative Folgen bleiben. Der Gymnastikball bietet sich durch seinen hohen Aufforderungscharakter und die vielseitigen Einsatzmöglichkeiten als Trainingsgerät an. In idealer Weise werden koordinative Fähigkeiten und gezielte Kräftigung miteinander kombiniert. Ob zur Entspannung, gezieltem Rückentraining oder als Sitzgelegenheit: Der Gymnastikball ermöglicht ein abwechslungsreiches und ganzheitliches Rückentraining. Daher besteht der Kern unseres Trainingsprogramms aus 3 x 7 Übungen mit dem Gymnastikball.

Dieses Buch will Sie motivieren, regelmäßig etwas für Ihren Rücken, Ihre Muskeln und Ihre Leistungsfähigkeit und damit etwas für Ihre Gesundheit zu tun. Schenken Sie sich und Ihrem Körper Beweglichkeit und neue Kraft!

Regelmäßige Bewegung sorgt für eine gute Haltung und vermindert die Gefahr von Rückenschmerzen.

Wir wollen Ihnen Mut machen, Rückenschmerzen gezielt und auf denkbar einfachem Weg zu bekämpfen.

Problemzone Rücken

Die genauen Zusammenhänge zwischen den Auslösern und dem Auftreten von Rückenschmerzen sind zwar noch nicht endgültig erforscht, die begünstigenden Faktoren kennt man aber sehr wohl. Das Kernproblem liegt in unserer modernen Kommunikations- und Dienstleistungsgesellschaft – charakterisiert durch Bewegungslosigkeit einerseits und ständigen Leistungsdruck andererseits.

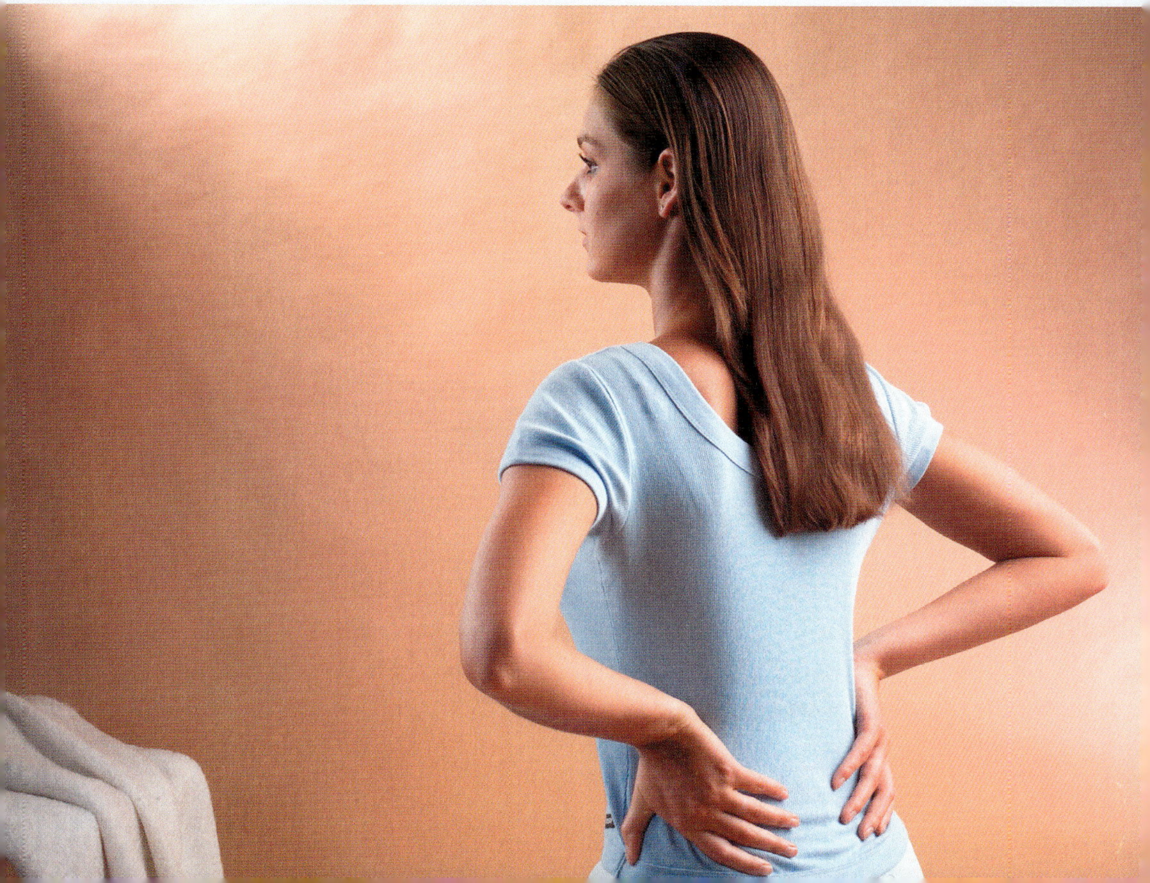

Risiko für den Rücken

Der Verschleiß von Wirbeln und Bandscheibengewebe und Verletzungen können der Anlass sein. Sehr häufig lassen sich aber keine konkreten Ursachen festmachen - der Rückenschmerz ist dann lediglich ein Symptom für eine chronische Unterforderung des Körpers und chronische Überforderung des Kopfes.

Die Entwicklung des Homo sapiens zum »Kopfmenschen« brachte es mit sich, dass wir einem ständigen Leistungsdruck ausgesetzt sind. Der Neandertaler erarbeitete sich mit 20 Stunden pro Woche seinen Lebensunterhalt. Den Rest seiner Zeit verbrachte er mit Schlafen und Spielen. Nun hat sich unser Gehirn in den vergangenen Jahrtausenden sicherlich weiterentwickelt, aber mit ständigem Termin- und Leistungsdruck hat es immer noch seine Probleme. Sogar in der Freizeit erlegen sich viele Menschen Druck auf, anstatt einfach nichts zu tun. Die Folge ist Stress. Chronischer Stress führt zu psychischer Überlastung, die schließlich auch zu Rückenschmerzen führen kann.

Entdecken Sie selbst, welche Faktoren sich ungünstig auf Ihre Rückenbeschwerden auswirken, und Sie werden merken, wie leicht sich ihnen entgegensteuern ließe.

Diese Risikofaktoren wirken zusammen

Begünstigt wird diese Entwicklung von der gleichzeitigen Zunahme so genannter Schreibtischtätigkeiten. Wir verdienen unser Geld mit Bewegungslosigkeit! Ständiges Sitzen vor dem Computer führt zur chronischen Unterforderung der Muskulatur und des gesamten Bewegungsapparates. In unseren genetischen Anlagen ist das aber nicht vorgesehen, denn wir sind seit mehr als 100 000 Jahren auf Bewegung programmiert.

Verhängnisvolles Zusammenspiel

Inzwischen kennt man die Risikofaktoren für ein Auftreten von Rückenschmerzen sehr gut. Drei davon werden in der wissenschaftlichen Literatur am häufigsten genannt. Es sind die aus der Bewegungsfaulheit resultierende Schwächung der Wirbelsäu-

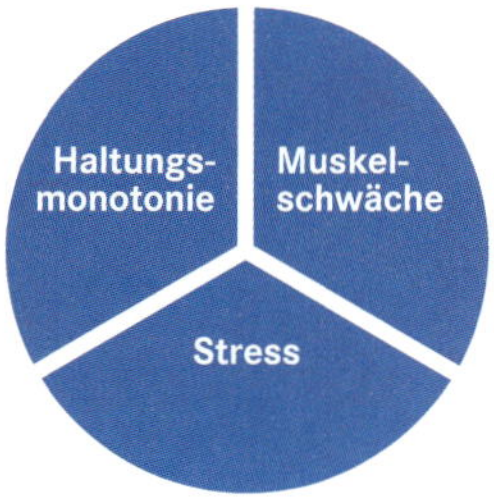

Risikofaktoren

lenmuskulatur, Stress und Haltungsmonotonie. Jeder einzelne Faktor kann für sich Rückenbeschwerden auslösen, sie wirken aber umso stärker in der Kombination, wie beim typischen ständig gehetzt wirkenden »Büromenschen«, der sich kaum bewegt.

Risikofaktor abnehmende Muskelkraft

Für viele Menschen ist eine schlechte körperliche Leistungsfähigkeit der Normalzustand geworden. Von Kindheit an werden sie gezwungen, ihren natürlichen Bewegungsdrang einzuschränken. Schule, Hobbys, unsere ganze Lebensweise ermuntern sie dann geradezu, dieses Verhalten beizubehalten. Autos, Fahrstühle oder Rolltreppen machen uns sicher in vielen Bereichen das Leben leichter. Dabei vergessen viele, dass ein gesunder Körper regelmäßige Belastungsreize braucht, um auch gesund und leistungsfähig zu bleiben. Regelmäßiges sportliches Training ist heute, bei immer mehr Sitzberufen, eine unabdingbare Notwendigkeit um einerseits Rückenbeschwerden, aber auch anderen gesundheitlichen Problemen wie zum Beispiel Herz-Kreislauf-Erkrankungen oder Übergewicht vorzubeugen.

Wie viel Bewegung ist normal?

Bewegung verbessert die Sauerstoffaufnahme und Durchblutung und stärkt damit Herz, Lunge und Immunsystem, sie hält Verdauung und Stoffwechsel in Schwung, verbrennt Kalorien und macht gute Laune!

Welche Bedeutung regelmäßige Bewegung für unseren Körper hat, können wir mit einem Beispiel illustrieren.

Verkürzt man die vier Millionen Jahre der Menschheitsgeschichte auf einen Tag à 24 Stunden, ergibt sich folgendes Bild:

- Von 00 Uhr 00 Min. 00 Sek. bis 23 Uhr 56 Min. 24 Sek. ist der Mensch Jäger und Sammler. Männer legten jeden Tag etwa 20 bis 25 Kilometer langsam laufend oder schnell gehend zurück, Frauen etwa 10 bis 12 Kilometer.
- Bis 23 Uhr 59 Min. und 58 Sek. nahmen mit Sesshaftwerdung, Ackerbau und Viehzucht (vor 10 000 Jahren) sowie Handwerk (vor 1000 Jahren) die Gehstrecken ab, körperliche Belastungen blieben jedoch erhalten.

- Zwei Sekunden vor Mitternacht wurde das Auto erfunden, das eine Sekunde vor Mitternacht jedermann zur Verfügung stand.
- Und schließlich wurde eine halbe Sekunde vor Mitternacht der Computer erfunden.

Denken Sie jetzt immer noch, es sei normal, mit dem Auto in die Arbeit zu fahren und acht Stunden vor dem Bildschirm zu sitzen? Unsere Erbanlagen konnten sich in den letzten zwei Sekunden vor Mitternacht noch nicht verändern – wir brauchen regelmäßige körperliche Bewegung, um gesund zu bleiben.

MUSKELKRAFT LÄSST SICH TRAINIEREN

Die Anatomie unterscheidet im Bereich der Wirbelsäule zwischen zwei Muskelgruppen bzw. ihren Funktionen:

- Stabilisierende Muskeln
- Mobilisierende Muskeln

Vor allem im Bereich der Wirbelsäule ist ein optimales Zusammenspiel dieser unterschiedlichen Elemente notwendig, um kontrollierte Aktivitäten und Bewegungen zu ermöglichen, ohne dem Rücken zu schaden.

Muskelschwäche und der Rücken

Die Bereiche der körperlichen Leistungsfähigkeit lassen sich nach Ausdauer, Kraft, Beweglichkeit, Koordination und Schnelligkeit unterscheiden. Um Rückenproblemen vorzubeugen ist vor allem die Kraft der Muskulatur von besonderer Bedeutung. In zahlreichen wissenschaftlichen Untersuchungen finden sich immer wieder Hinweise darauf, dass Rückenpatienten geringere Kraftwerte aufweisen als beschwerdefreie Personen. Spezielle Messverfahren für die Kraft der Rumpfmuskulatur kommen in der Orthopädie und Physiotherapie zum Einsatz. Wir stellen Ihnen anschließend einige einfachere Methoden vor, mit denen Sie selbst Ihre Muskelkraft testen können (→ Seite 14).

Ein wichtiger Baustein unseres Trainingsprogramms wird es sein, Ihre Muskelkraft im Rücken Schritt für Schritt wieder aufzubauen.

Risikofaktor Stress

Wir können nicht den Stress aus unserem Leben verbannen – aber wir können beeinflussen, wie wir mit ihm umgehen. Einige Anti-Stress-Maßnahmen lernen Sie ab Seite 75 kennen.

Was hat Stress mit meinem Rücken zu tun? Wo auf den ersten Blick kein einleuchtender Grund besteht, zeigen sich bei genauerer Analyse eindeutige Zusammenhänge. Stress ist allgegenwärtig. Im Beruf, in der Familie, sogar in der Freizeit nehmen die psychischen Dauerbelastungen zu. Was heute mehr und mehr zum Problem wird, war in der Evolution unserer Vorfahren eine nötige und sinnvolle Überlebensstrategie. Denn Stresssituationen gab es schon immer, geändert haben sich nur unsere Möglichkeiten, auf sie zu reagieren.

Stressreaktionen im Körper

Folgendes Beispiel soll den ursprünglichen biologischen Sinn von Stress verdeutlichen. Blicken wir noch ein Mal zurück zu den Anfängen der Menschheitsgeschichte. Stellen Sie sich vor, Sie sind ein Neandertaler und sitzen entspannt am Lagerfeuer. Ein Rascheln im Gebüsch lässt Sie aufschrecken, als plötzlich ein zwei Meter großer Bär vor Ihnen steht. Was tun? Es gibt nur zwei Möglichkeiten: Entweder Sie laufen so schnell wie möglich

AUSWIRKUNGEN VON CHRONISCHEM STRESS

Auswirkungen	Kurzfristig	Langfristig
Auf den Körper	Beschleunigter Herzschlag, erhöhter Blutdruck, verstärkte Adrenalinausschüttung	Kopfschmerzen, Magengeschwüre, erhöhte Gefahr für Herz-Kreislauf-Erkrankungen
Auf das Erleben	Starke Anspannung, oft Frustration, schneller Ärger, Müdigkeit	Starke Unzufriedenheit, Depressionsgefahr, Zerschlagenheit, sinkendes Selbstwertgefühl
Auf die Leistung	Große Schwankungen, mangelnde Konzentration, viele Fehler	Gefahr der Alkoholabhängigkeit, Nikotinabhängigkeit, Arzneimittelabhängigkeit
Auf das Sozialverhalten	Erhöhte Aggressivität, größere Verschlossenheit	Eskalierende Konflikte, resignativer Rückzug in sich selbst

(aus: Pramann 2000, S. 78)

davon, oder Sie nehmen den Kampf auf, da Sie glauben, eine Chance zum Gewinnen zu haben. Die Umsetzung beider Strategien setzt eine hohe körperliche Aktivität voraus. Um Sie auf dieses Leistungsniveau zu heben, schüttet Ihr Gehirn Stresshormone aus. Diese bewirken, dass die Herzfrequenz und der Blutdruck steigen, die Atmung beschleunigt wird und sich die Muskelspannung erhöht. So auf die körperliche Aktion vorbereitet, laufen Sie in einem Spurt davon oder stürzen sich mit Gebrüll auf den Eindringling. Beim Laufen bzw. Kämpfen normalisieren sich die körperlichen Reaktionen wieder, die Hormone werden abgebaut. Der entspannte Ausgangszustand wird nach Ablauf der Aktion wieder hergestellt.

Auch der Biorhythmus spielt bei unserer Reaktion auf Stress eine Rolle: Zu bestimmten Tages- und Jahreszeiten sind wir leistungsbereiter als zu anderen. Wer z. B. im Beruf ständig gegen diese »innere Uhr« ankämpfen muss, wird schneller krank.

Nicht gelöste Spannung

Im Prinzip läuft diese Stressreaktion auch heute noch so ab, wenn Sie zum Beispiel unter Termindruck stehen. Mit einem Unterschied: Die körperliche Aktion am Ende der Stressreaktion fehlt ebenso wie die darauf folgende Entspannung. Somit kursieren die Stresshormone weiter im Blut und sorgen dafür, dass Ihre Muskulatur unter Dauerspannung steht. Diese Dauerspannung führt zu einer Minderdurchblutung der Muskulatur und, wenn sie länger anhält, über kurz oder lang zu Schmerzen. Die nebenstehende Tabelle zeigt die vielfältigen Auswirkungen, die dieser chronische Stress, man spricht auch von Disstress oder negativem Stress, auf uns haben kann.

Risikofaktor Haltungsmonotonie

In unserer Dienstleistungs- und Kommunikationsgesellschaft ist es normal, den ganzen Tag zu sitzen. Es geht gar nicht anders, da die allermeisten Menschen so ihren Lebensunterhalt verdienen. Den ganzen Tag in einer monotonen Zwangshaltung zu verharren ist dann zwar notwendig, keineswegs aber das, wofür unser Körper ursprünglich von der Natur konzipiert wurde.

Übrigens gilt das natürlich auch für andere monotone und unnatürliche Haltungen, also auch stehende Arbeiten am Fließband und Ähnliches.

»Richtiges« und »falsches« Sitzen

Die Sitzmonotonie wird auch dadurch nicht besser, dass uns jahrzehntelang erzählt wurde, wir müssten nur aufrecht sitzen, dann würden wir keine Rückenschmerzen bekommen. Wie falsch diese Annahme ist, wird durch neue wissenschaftliche Untersuchungen bestätigt. Hier zeigte sich zum Beispiel, dass der Bandscheibendruck immer gleich hoch ist, egal ob Sie aufrecht sitzen oder »schlampig«. Der Bandscheibendruck musste jahrelang als Begründung für das aufrechte Sitzen herhalten. Weitere Studien belegen übrigens, dass der häufig diagnostizierte Bandscheibenvorfall nicht einmal die Ursache für die meisten Rückenbeschwerden ist. Lediglich bei zwei Prozent aller Rückenpatienten lassen sich die Schmerzen auf den Bandscheibenvorfall zurückführen.

Der Gymnastikball bietet sich als optimale Sitzgelegenheit an, da er ein dynamisches Sitzen ermöglicht. Die instabile Unterlage verursacht ständige kleine Bewegungen, die die Wirbelsäule entlasten. Doch auch hier gilt: Das Sitzen auf dem Ball sollte hin und wieder unterbrochen werden. Stehen Sie so oft wie möglich auf, gehen Sie umher oder »lümmeln« Sie sich zwischendurch auf dem Sofa.

Wichtig: Das Problem ist also weniger die Frage, wie Sie sitzen, sondern der Umstand, dass Sie den ganzen Tag sitzen. Die Lösung des Problems kann nicht heißen »Sitzen Sie aufrecht«, sondern vielmehr »Wechseln Sie möglichst oft Ihre Sitzhaltung«.

Gibt es eine richtige Haltung?

Noch ein Wort zur Körperhaltung. Häufig werden die verschiedenen Abweichungen der Wirbelsäule von einer so genannten Normalform für Rückenbeschwerden verantwortlich gemacht. Das Hohlkreuz, der Rundrücken oder eine Seitverbiegung der Wirbelsäule müssen als Übeltäter herhalten. In extremen Ausprägungen ist dies sicherlich auch zutreffend. Diese Extreme bilden aber die Ausnahme und können keinesfalls die Häufigkeit von Rückenbeschwerden erklären. Normabweichungen sind nicht zwingend Ursache für Rückenbeschwerden.

Kleiner Exkurs in die Anatomie

Die Wirbelsäule wird oft das Achsorgan des Menschen genannt. Der Grund dafür ist, dass Becken, Beine, Schultergürtel, Arme und schließlich der Kopf an ihr befestigt sind. Ihre wichtigsten Aufgaben sind, das Rückenmark und Zentralnervensystem zu schützen und Stöße für das Gehirn abzufedern.

- Hervorzuheben ist, dass die Wirbelsäule eigentlich zwei gegensätzliche Funktionen ineinander vereint: Stabilität und Beweglichkeit.

Dies wird dadurch möglich, dass sie aus einzelnen Wirbeln besteht, die durch die Muskulatur bewegt werden.

Die Muskulatur der Wirbelsäule wird oft mit den Tauen am Mast eines Segelbootes verglichen. Genau wie der Mast würde auch die Wirbelsäule ohne Verspannung sofort umfallen. Nur eine kräftige und gut trainierte Muskulatur kann diese tragende Funktion erfüllen.

Die Wirbel

Die Wirbelsäule weist eine charakteristische Doppel-S-Form auf. Sie baut sich aus insgesamt 24 Wirbeln auf: sieben Halswirbel, zwölf Brustwirbel, fünf Lendenwirbel sowie dem Kreuz- und dem Steißbein. Die einzelnen Wirbel bestehen jeweils aus einem Wirbelkörper und einem Wirbelbogen. Der Wirbelkörper trägt die Last, während der Wirbelbogen das Rückenmark schützt.

Die Muskulatur

Die wichtigsten Aufgaben der Wirbelsäulenmuskulatur sind einerseits die aufrechte Haltung des Menschen zu sichern, andererseits vielfältigste Bewegungen zu ermöglichen.

Durch den aufrechten Gang des Menschen ist die Wirbelsäule in einem ständigen labilen Gleichgewicht. Obwohl wir den Eindruck haben, dass es die Wirbelsäule ist, die uns trägt, verhindert lediglich die Aktivität der Muskulatur, dass wir nach vorne oder hinten weggkippen. Im Alltag merken Sie davon nichts. Wenn Sie sich aber einmal auf die Zehen stellen, die Augen schließen und eine Hand auf den Bauch, die andere auf den unteren Rücken legen, wird Ihnen diese Aktivität sehr schnell deutlich.

Testen Sie Ihr Rückenrisiko

Im Folgenden stellen wir Ihnen einfache Tests vor, mit denen Sie herausfinden können, welche Risikofaktoren für Ihre Rückenbeschwerden verantwortlich sind. Es kann zum Beispiel sein, dass Sie zwar eine kräftige Rumpfmuskulatur haben, aber sehr stark unter Stress stehen. Wie stark oder ob sie sich überhaupt auswirken, hängt dann von der Gesamtsumme der Risikofaktoren ab.

Krafttests

Die folgenden einfachen Tests zeigen, ob die Kraft Ihrer Wirbelsäulenmuskulatur ausreichend ist, Sie vor Rückenbeschwerden zu schützen. Sie sind sicherlich nicht so exakt wie spezielle Testgeräte, die in der Therapie verwendet werden, geben Ihnen aber doch wichtige Hinweise, ob Sie etwas für Ihre Muskelkraft tun sollten.

Unter einer Wiederholung verstehen wir zum Beispiel das Heben und Senken eines Armes. Wird diese Bewegungsabfolge mehrere Male hintereinander ausgeführt, zwingt uns schließlich die Ermüdung der beanspruchten Muskeln zum Abbrechen. Die Normtabellen bei jedem Test verraten Ihnen, wie viele dieser Wiederholungen Sie entsprechend Ihrem Alter und Geschlecht erreichen sollten.

Beachten Sie bei allen Tests

- Versuchen Sie die Übungen so oft wie möglich zu absolvieren. Sie dürfen und sollen sich anstrengen. Dies ist zwar keine Prüfung, aber nur ein ehrlicher Selbst-Test wird Antwort auf Ihre Fragen geben.
- Achten Sie immer auf eine genaue Bewegungsausführung. Brechen Sie den Test ab, wenn die Bewegung unsauber wird.
- Testen Sie sich nie, wenn Sie Schmerzen haben oder sich unwohl fühlen.
- Eine Wiederholung, z.B. einmal Heben und Senken eines Arms, soll zwei Sekunden dauern.
- Vergleichen Sie Ihre Ergebnisse mit den Normtabellen. Sie enthalten Wiederholungszahlen gestaffelt nach Altersgruppen. Erreichen Sie diese Anzahl nicht, ist Ihre Muskulatur in diesem Bereich zu schwach.

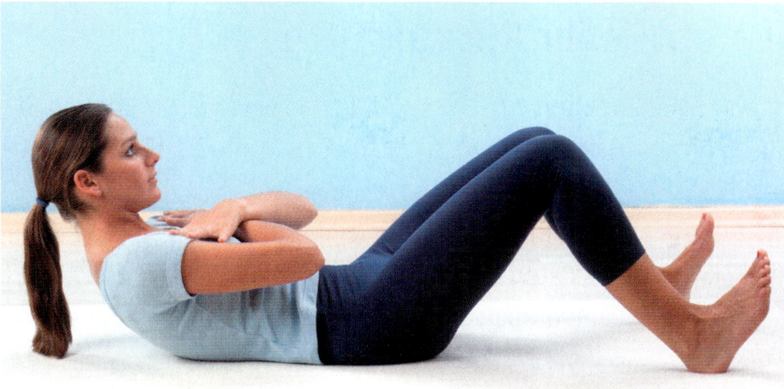

Achten Sie bei der Bewegung darauf, den Kopf- und Nackenbereich nicht ruckartig nach vorne zu ziehen.

Bauchmuskulatur

1 Legen Sie sich auf den Rücken. Stellen Sie Ihre Fersen mit angewinkelten Beinen auf den Boden. Kreuzen Sie Ihre Arme vor der Brust, und legen Sie Ihre Hände auf Ihre Schultern.

2 Rollen Sie Ihren Oberkörper ein, bis die Schulterblätter die Unterlage nicht mehr berühren.

3 Kehren Sie in die Ausgangsstellung zurück, ohne die Schultern und den Kopf ganz abzulegen.

NORMTABELLE

Alter	Frauen	Männer
20 Jahre	22 Wiederholungen	30 Wiederholungen
25 Jahre	22 Wiederholungen	30 Wiederholungen
30 Jahre	21 Wiederholungen	29 Wiederholungen
35 Jahre	20 Wiederholungen	28 Wiederholungen
40 Jahre	18 Wiederholungen	26 Wiederholungen
45 Jahre	16 Wiederholungen	24 Wiederholungen
50 Jahre	14 Wiederholungen	22 Wiederholungen
55 Jahre	13 Wiederholungen	21 Wiederholungen
60 Jahre	12 Wiederholungen	20 Wiederholungen
65 Jahre	10 Wiederholungen	18 Wiederholungen
70 Jahre	10 Wiederholungen	18 Wiederholungen

Für alle Tests gilt: Wenn Sie nebenstehende Wiederholungsanzahl nicht erreichen, ist Ihre Muskulatur in diesem Bereich zu schwach.

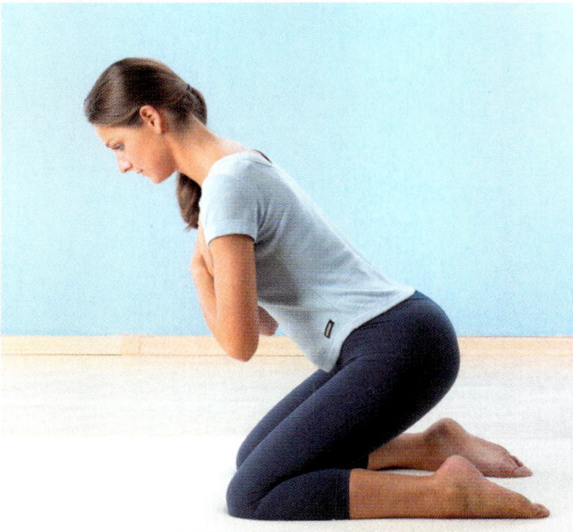

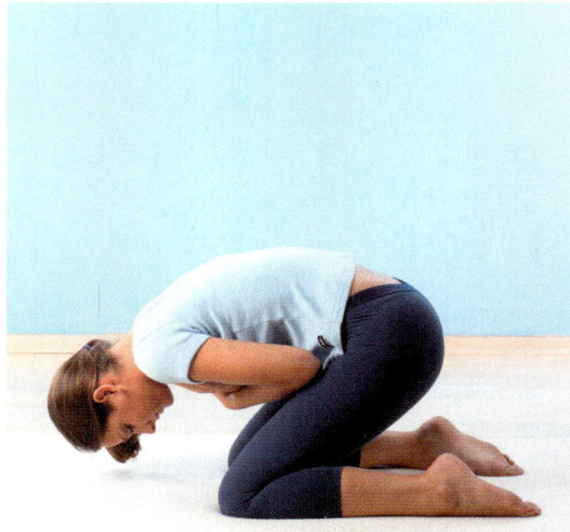

Nur der Oberkörper wird bewegt, Beine und Becken bleiben unverändert.

Rückenmuskulatur

1 Gehen Sie in den Kniestand. Kreuzen Sie die Arme auf der Brust, und legen Sie die Hände auf die Schultern. Neigen Sie den Oberkörper so weit wie möglich nach unten.

2 Strecken Sie Ihren Rücken, und richten Sie Ihren Oberkörper wieder auf.

Achten Sie darauf, dass Ihr Kopf nicht absackt, sondern eine Linie zur Wirbelsäule bildet. Wie so viele unserer Tests ist auch dieser gleichzeitig Element einer Übung, um die betroffene Muskulatur zu stärken.

NORMTABELLE

Alter	Frauen	Männer
20 Jahre	30 Wiederholungen	40 Wiederholungen
25 Jahre	30 Wiederholungen	40 Wiederholungen
30 Jahre	29 Wiederholungen	39 Wiederholungen
35 Jahre	28 Wiederholungen	37 Wiederholungen
40 Jahre	26 Wiederholungen	34 Wiederholungen
45 Jahre	24 Wiederholungen	31 Wiederholungen
50 Jahre	22 Wiederholungen	28 Wiederholungen
55 Jahre	21 Wiederholungen	25 Wiederholungen
60 Jahre	20 Wiederholungen	22 Wiederholungen
65 Jahre	18 Wiederholungen	20 Wiederholungen
70 Jahre	18 Wiederholungen	20 Wiederholungen

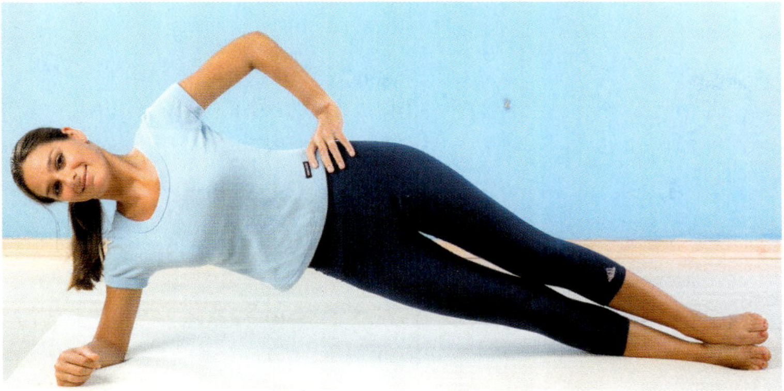

Halten Sie den Kopf und den gesamten Körper gerade, aber ohne die Muskeln zu verkrampfen.

Seitliche Rumpfmuskulatur

1 Stützen Sie sich seitlich auf Ihren Unterarm. Halten Sie Ihre Füße parallel. Die Hüfte ist gestreckt.

2 Heben Sie das Becken seitwärts nach oben, bis der Rumpf gestreckt ist.

3 Kehren Sie zurück in die Ausgangsstellung, ohne das Becken auf der Unterlage abzusetzen.

4 Testen Sie nach einer Pause auch die andere Seite!

Tipp: Beim Anheben atmen Sie ein, beim Senken atmen Sie aus. Die Wiederholungen werden bei dieser Übung relativ zügig ausgeführt.

NORMTABELLE

Alter	Frauen	Männer
20 Jahre	15 Wiederholungen	20 Wiederholungen
25 Jahre	15 Wiederholungen	20 Wiederholungen
30 Jahre	14 Wiederholungen	19 Wiederholungen
35 Jahre	13 Wiederholungen	18 Wiederholungen
40 Jahre	12 Wiederholungen	17 Wiederholungen
45 Jahre	11 Wiederholungen	15 Wiederholungen
50 Jahre	10 Wiederholungen	13 Wiederholungen
55 Jahre	9 Wiederholungen	12 Wiederholungen
60 Jahre	8 Wiederholungen	11 Wiederholungen
65 Jahre	7 Wiederholungen	10 Wiederholungen
70 Jahre	7 Wiederholungen	10 Wiederholungen

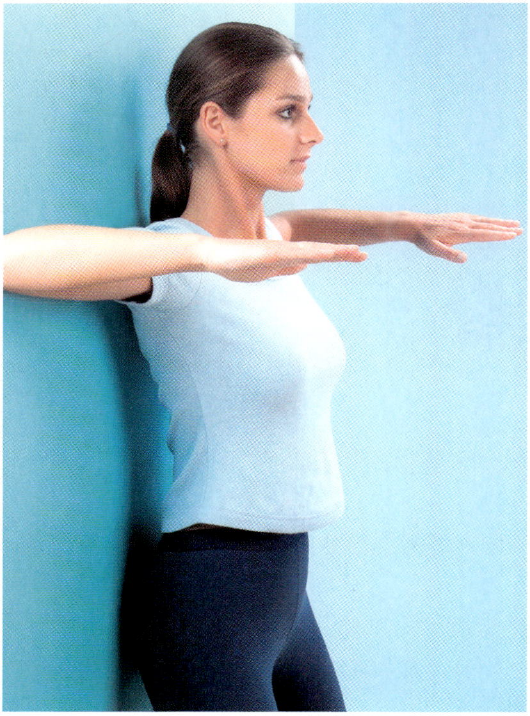

Schultermuskulatur

1 Lehnen Sie sich eineinhalb Fußlängen entfernt an eine Wand. Heben Sie die Ellbogen auf Schulterhöhe an, und halten Sie die Unterarme horizontal nach vorne. Strecken Sie Ihren Körper, bis er eine Linie bildet.

2 Drücken Sie mit den Ellbogen den gestreckten Körper von der Wand ab, bis die Schulterblätter etwa drei Zentimeter von der Wand abheben.

3 Kehren Sie zurück in die Ausgangsposition, ohne die Schulterblätter an der Wand abzustützen.

Wichtig Halten Sie den Körper während der Übung gestreckt, und vermeiden Sie Ausweichbewegungen der Hüfte.

An dieser Bewegung sollte nur die Muskulatur des oberen Rückens beteiligt sein, Beine und Füße bleiben unverändert.

Ein starker oberer Rücken verhilft uns zu einer aufrechten Haltung und wirkt jeder Art von Verspannungen im Schulter- und Nackenbereich entgegen.

NORMTABELLE

Alter	Frauen	Männer
20 Jahre	15 Wiederholungen	20 Wiederholungen
25 Jahre	15 Wiederholungen	20 Wiederholungen
30 Jahre	14 Wiederholungen	19 Wiederholungen
35 Jahre	13 Wiederholungen	18 Wiederholungen
40 Jahre	12 Wiederholungen	17 Wiederholungen
45 Jahre	11 Wiederholungen	15 Wiederholungen
50 Jahre	9 Wiederholungen	13 Wiederholungen
55 Jahre	7 Wiederholungen	12 Wiederholungen
60 Jahre	6 Wiederholungen	11 Wiederholungen
65 Jahre	5 Wiederholungen	10 Wiederholungen
70 Jahre	5 Wiederholungen	10 Wiederholungen

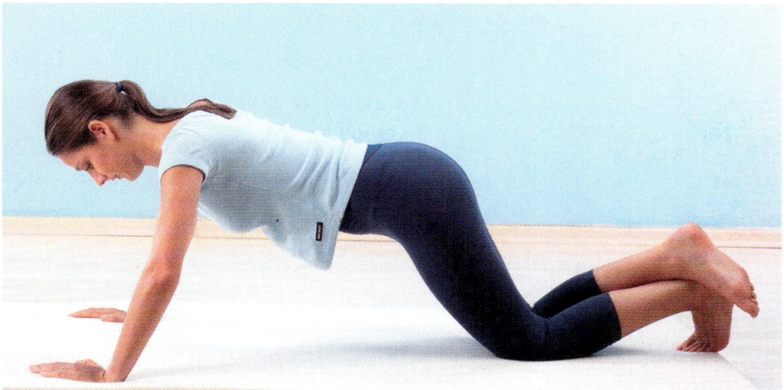

Bei dieser Übung ist der ganze Rücken gestreckt, der Kopf bleibt gerade in Verlängerung der Halswirbelsäule.

Brustmuskulatur

1 Legen Sie sich auf den Boden, und stützen Sie sich auf Ihren Händen und Ihren Knien ab. Die Hände werden mit dem Daumen zum Körper in Brusthöhe aufgesetzt. Wirbelsäule und Kopf bilden eine Linie, die Arme sind gestreckt.

2 Senken Sie den Körper gleichmäßig nach unten ab. Die Beugung erfolgt etwa fünf Zentimeter über dem Boden. Der Ober- und der Unterarm bilden einen rechten Winkel.

Wichtig: Im Gegensatz zum klasssischen Liegestütz mit durchgedrückten Knien konzentrieren wir uns hier ganz auf die Brustmuskulatur. Achten Sie darauf, kein Hohlkreuz zu machen und nicht mit Schwung, sondern mit Muskelkraft zu arbeiten.

NORMTABELLE

Alter	Frauen	Männer
20 Jahre	15 Wiederholungen	35 Wiederholungen
25 Jahre	15 Wiederholungen	35 Wiederholungen
30 Jahre	14 Wiederholungen	30 Wiederholungen
35 Jahre	13 Wiederholungen	26 Wiederholungen
40 Jahre	12 Wiederholungen	22 Wiederholungen
45 Jahre	11 Wiederholungen	18 Wiederholungen
50 Jahre	9 Wiederholungen	14 Wiederholungen
55 Jahre	7 Wiederholungen	12 Wiederholungen
60 Jahre	6 Wiederholungen	11 Wiederholungen
65 Jahre	5 Wiederholungen	10 Wiederholungen
70 Jahre	5 Wiederholungen	10 Wiederholungen

Stresstest

Sie haben bereits erfahren, dass Stress ein wichtiger Risikofaktor für Rückenbeschwerden ist. Mit folgendem Fragebogen erfahren Sie, ob Ihr Stresspegel zu hoch ist und gesundheitliche Folgen drohen. Beantworten Sie spontan die Fragen, inwieweit sie auf Ihre momentane Situation zutreffen.

Unkonzentriertheit, häufige Fehler, Vergesslichkeit und mangelnde Ausdauer bei kreativen Projekten sind ebenso wie körperliche Symptome deutliche Alarmsignale für den »Kopfmenschen«.

FRAGENKATALOG »STRESS«

1 Ich habe die Nase voll.

- ❑ trifft überhaupt nicht zu
- ❑ trifft manchmal zu
- ❑ trifft oft zu
- ❑ trifft ständig zu

2 Ich bin missgestimmt

- ❑ trifft überhaupt nicht zu
- ❑ trifft manchmal zu
- ❑ trifft oft zu
- ❑ trifft ständig zu

3 Ich ärgere mich über andere

- ❑ trifft überhaupt nicht zu
- ❑ trifft manchmal zu
- ❑ trifft oft zu
- ❑ trifft ständig zu

4 Ich stehe unter Leistungsdruck

- ❑ trifft überhaupt nicht zu
- ❑ trifft manchmal zu
- ❑ trifft oft zu
- ❑ trifft ständig zu

5 Ich bin übermüdet

- ❑ trifft überhaupt nicht zu
- ❑ trifft manchmal zu
- ❑ trifft oft zu
- ❑ trifft ständig zu

6 Ich kann mich schlecht konzentrieren

- ❑ trifft überhaupt nicht zu
- ❑ trifft manchmal zu
- ❑ trifft oft zu
- ❑ trifft ständig zu

7 Ich fühle mich körperlich unwohl

- ❑ trifft überhaupt nicht zu
- ❑ trifft manchmal zu
- ❑ trifft oft zu
- ❑ trifft ständig zu

8 Ich habe keinen Erfolg

- ❑ trifft überhaupt nicht zu
- ❑ trifft manchmal zu
- ❑ trifft oft zu
- ❑ trifft ständig zu

9 Ich verbringe wenig Zeit mit Freunden

- ❏ trifft überhaupt nicht zu
- ❏ trifft manchmal zu
- ❏ trifft oft zu
- ❏ trifft ständig zu

10 Ich fühle mich körperlich angespannt

- ❏ trifft überhaupt nicht zu
- ❏ trifft manchmal zu
- ❏ trifft oft zu
- ❏ trifft ständig zu

11 Ich habe schlechte Laune

- ❏ trifft überhaupt nicht zu
- ❏ trifft manchmal zu
- ❏ trifft oft zu
- ❏ trifft ständig zu

12 Ich schlafe schlecht

- ❏ trifft überhaupt nicht zu
- ❏ trifft manchmal zu
- ❏ trifft oft zu
- ❏ trifft ständig zu

Die Unlust, Einladungen anzunehmen oder überhaupt aus dem Haus zu gehen sowie ein immer stärker werdendes Bedürfnis sich zu verkriechen, sind bereits Anzeichen für eine Depression.

Test-Auswertung

Zählen Sie zusammen, wie oft Sie mit »trifft oft zu« oder »trifft ständig zu« geantwortet haben.

- 0–1 Mal »trifft oft zu« und 0 Mal »trifft ständig zu«: Sie führen ein beneidenswert stressfreies Leben. Ihr Risiko, aufgrund von Stress Rückenprobleme zu bekommen, ist gering.

- 2–4 Mal »trifft oft zu« oder 1 Mal »trifft ständig zu«: Ihr Rückenrisiko ist schon etwas erhöht. Sie sollten vorbeugend Entspannungsmaßnahmen ergreifen (→ Seite 76).

- 5–6 Mal »trifft oft zu« oder 2 Mal »trifft ständig zu«: Sie lassen sich schon etwas zu viel stressen: Wenn Sie nicht schon Rückenprobleme haben, ist das Risiko dafür deutlich erhöht. Noch ist es aber nicht zu spät. Die Entspannungstechniken ab Seite 76 werden Ihnen helfen, besser mit chronischen Stressbelastungen umzugehen.

- Mehr als 6 Mal »trifft oft zu« oder mehr als 2 Mal »trifft ständig zu«: Das Stressmaß ist voll. Sie riskieren Ihre Gesundheit. Wahrscheinlich haben Sie bereits mehr oder weniger starke Rückenschmerzen. Unter Umständen sollten Sie sich professionelle psychologische Hilfe in Sachen Entspannung holen.

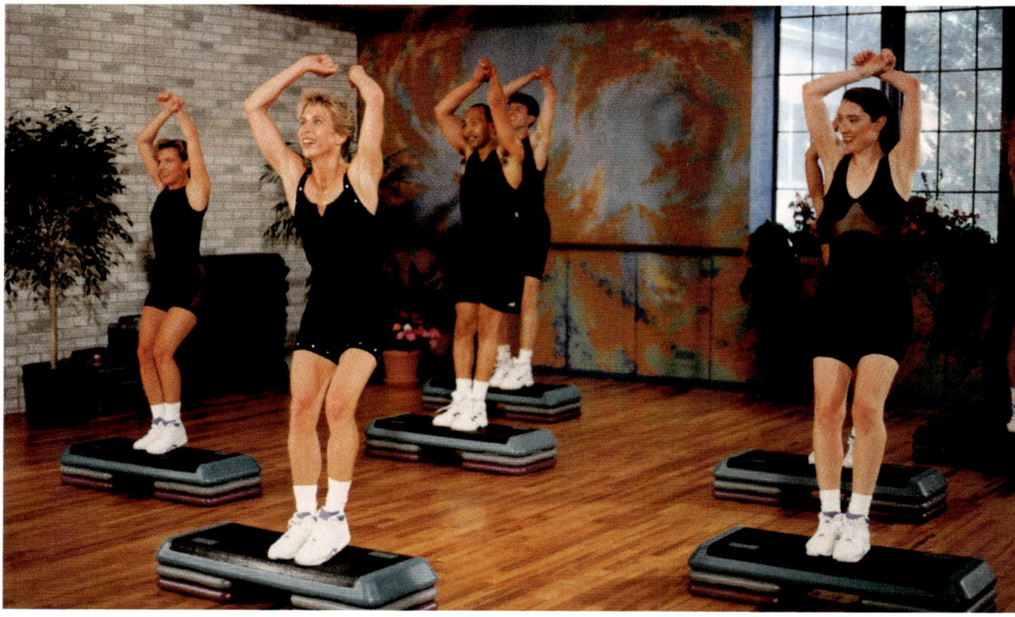

Gymnastik in der Gruppe macht Spaß und verbessert Kraft und Koordination.

Haltungstest

Auch für diesen Aspekt bieten wir Ihnen einen Test an, der Ihnen verrät, wie hoch Ihr Risiko ist, aufgrund monotoner Haltungen Rückenprobleme zu bekommen.

Kraftausdauertraining ist das beste Gegengift gegen Haltungsmonotonie. Es schult Beweglichkeit und Flexibilität, baut Übergewicht ab und stärkt die Muskelkraft.

FRAGENKATALOG »HALTUNG«

1 Sie sitzen pro Tag länger als drei Stunden am Stück

❑ richtig ❑ falsch

2 Sie stehen pro Tag länger als drei Stunden am Stück

❑ richtig ❑ falsch

3 Sie arbeiten länger als zwei Stunden pro Tag in gebückter Haltung

❑ richtig ❑ falsch

4 Sie haben einen Beruf, bei dem Sie schwer heben oder tragen müssen

❑ richtig ❑ falsch

5 Sie arbeiten länger als zwei Stunden pro Tag über Kopf

❑ richtig ❑ falsch

6 Sie haben einen Beruf, bei dem Sie in einer anderen als den eben genannten Zwangshaltung arbeiten müssen (zum Beispiel auf den Knien)

❑ richtig ❑ falsch

7 Sie vergessen häufig, während gleichförmiger Haltungen Bewegungspausen zu machen

❑ richtig ❑ falsch

8 Sie machen keine regelmäßigen Kräftigungsübungen für die Rumpf-, Nacken- und Schultermuskulatur

❑ richtig ❑ falsch

9 Sie treiben keinen regelmäßigen Ausgleichssport (zum Beispiel Laufen, Schwimmen, Tennis)

❑ richtig ❑ falsch

10 Sie haben Übergewicht

❑ richtig ❑ falsch

11 Sie sind Raucher

❑ richtig ❑ falsch

Besonders Raucher sollten darauf achten, keine weiteren Risikofaktoren anzuhäufen. Am besten wäre natürlich, wenn Sie das Rauchen aufgeben könnten.

Auswertung

Zählen Sie Ihre »richtig«-Antworten zusammen.

- 0–1 Mal »richtig«: Sie haben offensichtlich einen vielseitigen Beruf und verschaffen sich auch sonst den nötigen Bewegungsausgleich. Ihr Rückenrisiko von diesem Aspekt her ist gering.

- 2–3 Mal »richtig«: Ihr Risiko in puncto Haltung ist etwas erhöht. Wenn Sie beruflich zu einer einseitigen Haltung gezwungen sind, sollten Sie regelmäßig aktive Bewegungspausen einlegen und ein gezieltes Kräftigungs- und Ausdauertraining absolvieren.

- 4 und mehr Mal »richtig«: Ihr Risiko ist deutlich erhöht. Wenn jetzt noch andere Risikofaktoren wie Stress oder schwache Muskulatur dazukommen, sind Rückenbeschwerden vermutlich unausweichlich.

Versuchen Sie alle Risikofaktoren in den Griff zu bekommen. Ein Kräftigungs-, Ausdauer- und Entspannungstraining sollte Ihnen zur selbstverständlichen Gewohnheit werden. Tipps und Anleitungen dazu finden Sie in den folgenden Kapiteln.

Training mit dem Gymnastikball

Die Gründe, die für eine Wirbelsäulengymnastik mit dem Gymnastikball sprechen, liegen auf der Hand – ein gesunder Rücken, der keine Schmerzen kennt. Wie das Training dauerhaft Spaß machen und optimal wirksam sein kann, wollen wir in diesem Kapitel zeigen. Wir geben Ihnen Tipps zur Motivation und erläutern die Grundbegriffe, die uns durch alle Übungen begleiten.

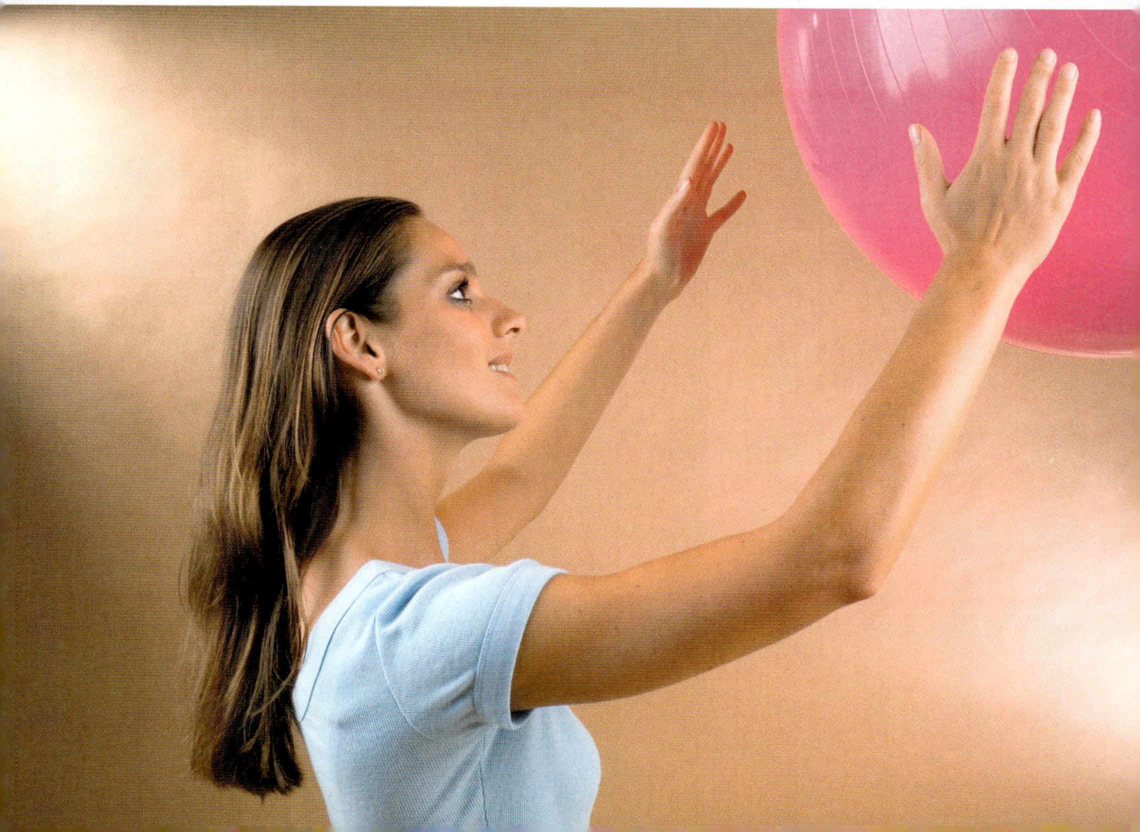

Eine runde Sache: Der Ball

Unser Trainingsgerät, der Gymnastikball, bietet viele handfeste Vorteile: Er ist praktisch, preiswert und flexibel. Lassen Sie uns die Möglichkeiten, die dieses Training bietet, genauer anschauen.

Spaßfaktor

Fordern Sie jemanden auf, sich auf einen Gymnastikball zu setzen, die Füße vom Boden zu nehmen und das Gleichgewicht zu halten. Die spontane Reaktion, die der Betreffende zeigt: Lachen, herzhaftes, überraschtes Lachen. Warum? Keine Ahnung! In jedem Fall ist dies die typische erste Erfahrung, wenn jemand mit dem Ball in Kontakt kommt. Das Training mit dem Ball macht einfach Spaß. Das ist gleichzeitig die wichtigste Voraussetzung, dass jemand langfristig trainiert und etwas für seine Wirbelsäule tut.

Kostenfaktor

Der Gymnastikball ist preiswert. In Zeiten explodierender Gesundheitskosten ist dies kein unerheblicher Vorzug. Wenn Sie alle Übungen, die mit dem Gymnastikball möglich sind, an Geräten trainieren wollten, würde ein voll ausgestattetes Fitnessstudio vermutlich nicht ausreichen. Damit sparen Sie viel Geld, denn je nach Studio würden Sie jährlich mindestens 300–500 Euro Mitgliedsbeitrag bezahlen.

Ein Kraftaufbautraining im Fitnessstudio bietet die Möglichkeit einer Belastungssteigerung. Wir haben uns bei der Auswahl unseres Übungsprogramms bemüht, auch diesen Effekt einzuarbeiten.

Training der Koordinationsfähigkeit

Im Gegensatz zu Fitnessgeräten oder anderen gymnastischen Übungen trainiert der Gymnastikball die Koordination mit. Damit ist das Zusammenspiel vieler an einer Bewegung beteiligter Muskeln gemeint. Durch die fixierte Ausgangsposition an Trainingsmaschinen ist fast keine Koordination erforderlich. Im Gegensatz dazu provoziert die labile Ausgangsposition mit dem

Ball eine ständige Gleichgewichtsarbeit, die vor allem auch die so genannten »kleinen Muskeln« der Wirbelsäule, die sich über einen oder mehrere Wirbel erstrecken, mit in das Training einbezieht.

DIE RICHTIGE BALLGRÖSSE

Wenn Sie sich einen Gymnastikball kaufen wollen, orientieren Sie sich bezüglich seiner Größe an folgender Tabelle:

Körpergröße	Balldurchmesser
Bis 125 cm	35 cm
125–140 cm	45 cm
140–155 cm	55 cm
155–175 cm	65 cm
ab 175 cm	75 cm

Die wichtigsten Trainingsprinzipien

Untersuchungen zeigen: Gerätegestütztes Training ist wesentlich effektiver als Wirbelsäulengymnastik. Der Grund dafür sind nicht irgendwelche Zauberkräfte der Geräte selbst, sondern die Tatsache, dass in ihrem Kontext nach den Prinzipien der Trainingslehre trainiert wird. Genau das ist in Gymnastikkursen häufig nicht der Fall.

Sie haben den Entschluss gefasst, etwas zur Stärkung Ihrer Muskulatur, zur Verbesserung Ihrer Ausdauer zu unternehmen. Nun ist es nicht damit getan, einen Ball zu kaufen und ein paar Übungen zu wiederholen. Ein wirksames Training muss nach sinnvollen Prinzipien aufgebaut sein, die wir Ihnen hier vorstellen wollen.

Was passiert beim Training in den Muskeln?

Im Grunde ist die Sache gar nicht kompliziert. Merken Sie sich zunächst nur eines: Die Muskulatur braucht einen Kraftreiz. Nur dann verändert sie sich!

- Ein Kraftreiz liegt dann vor, wenn Sie mindestens 30% Ihrer maximal verfügbaren Kraft gegen einen Widerstand einsetzen.

Je nach Höhe und Dauer des Kraftreizes kommt es dann zu unterschiedlichen Anpassungen der Muskulatur.

Zwei Arten von Training

Für das Üben gilt generell:

- Je geringer die Kraftanstrengung, desto mehr Wiederholungen sollten Sie absolvieren.
- Je höher die Kraftanstrengung, desto weniger Wiederholungen sollten Sie absolvieren.

Es stellt also für Ihre Muskulatur einen Unterschied dar, ob Sie bei einer Übung zehn oder 30 Wiederholungen schaffen. Die Tabelle auf Seite 28 illustriert die Auswirkungen dieser gegensätzlichen Trainingsformen. Je nach Effekt unterscheidet man das Kraftausdauertraining und das Muskelaufbautraining. Empfohlen wird für jede Trainingsart ein zusätzliches Ausdauertraining, eine Stunde zwei- bis viermal die Woche wäre ideal.

Mit regelmäßigem Radfahren, Walking, Joggen oder Skilanglauf können Sie zusätzlich zur Kräftigung Ihrer Muskulatur Ihre Ausdauer trainieren.

1. KRAFTAUSDAUERTRAINING

Wiederholungen: 15–30 und mehr
Sätze: 3–5
Pausen: 20–30 Sekunden

Trainingseffekt

- Verbesserung der Kraftausdauer
- Geringer Muskelzuwachs
- Geringe Verbesserung des Herz-Kreislauf-Systems in Abhängigkeit von der eingesetzten Muskelmasse
- Vorbereitung auf höhere Belastungen
- Fettabbau durch den Energieverbrauch bei Training möglichst vieler Muskelgruppen (der Effekt ist jedoch geringer als bei einem gezielten Ausdauertraining)
- Geringer Muskelaufbau
- Straffung der Muskulatur (diese fällt aber in jedem Fall geringer aus als bei einem Muskelaufbautraining)

2. MUSKELAUFBAUTRAINING

Wiederholungen: 8–15
Sätze: 3–5
Pausen: 1–2 Minuten

Trainingseffekt

- Muskelzuwachs durch Verdickung der Muskelfasern
- Verbesserung der Maximalkraft
- Formveränderung durch Muskelaufbau
- Straffung der Muskulatur
- Geringer Fettabbau

Im Vergleich Das Muskelaufbautraining ist das klassische Training mit Gewichten und Geräten im Studio. Das Kraftausdauertraining gilt als wichtige Vorstufe, kann aber auch für sich stehen. Es hat den Vorteil der besseren Fettverbrennung, stärkt die bestehende Muskulatur, baut aber nur in geringem Umfang neue Muskelmasse auf.

So hilft das Training wirklich

Allen Trainingsprinzipien liegt eine modellhafte Vorstellung zu Grunde, wie Trainingsreize auf den Körper wirken.
Grundsätzlich lassen sich drei Phasen unterscheiden:

- Phase 1: Ermüdung (Abnahme der Leistungsfähigkeit)
- Phase 2: Erholung (Zunahme der Leistungsfähigkeit)
- Phase 3: Superkompensation (Erhöhte Leistungsfähigkeit)

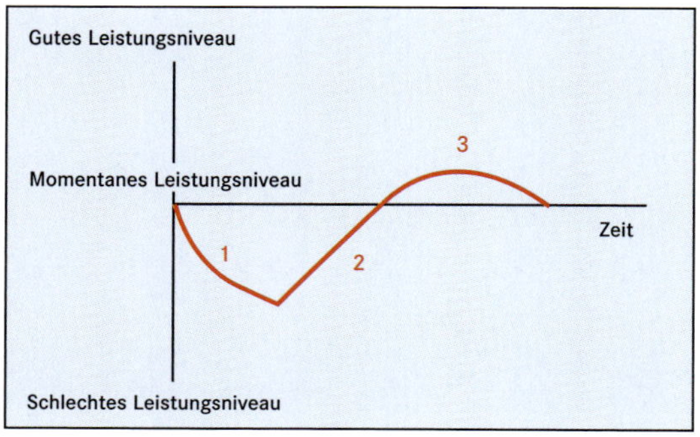

Die Grafik veranschaulicht den Verlauf der Trainingsphasen. Das Modell nennt man »Superkompensation« oder »Mehranpassung«.

Der Trainingsreiz führt also zunächst zu einer Verschlechterung der Leistungsfähigkeit (Phase 1). Diese Verschlechterung ist Voraussetzung dafür, dass der Körper überhaupt reagiert. In Phase 2 erholt sich der Körper von der Belastung, und erst in Phase 3 kommt der eigentliche Trainingseffekt zum Tragen. Dieser Effekt besteht also in der Bereitstellung eines erhöhten Leistungsvermögens, das einen Schutzmechanismus vor der nächsten Belastung darstellt. Bleibt diese allerdings aus, stellt sich das alte Niveau wieder ein.
Aus diesem vielleicht noch etwas trocken-wissenschaftlich klingenden Prinzip lassen sich nun für Ihr Training vier wichtige Grundregeln ableiten.

Trainieren Sie wirksam

Das Training muss Ihre Leistungsfähigkeit erhöhen. Tut es das nicht, sollten Sie Ihre Trainingsbelastung überprüfen.

Nur ein trainingswirksamer Reiz löst im Körper Anpassungsvorgänge aus. Leider gibt es zunächst keine Möglichkeit, unmittelbar zu messen ob ein Training auch einen trainingswirksamen Reiz darstellt. Langfristig gibt es jedoch ein untrügliches Zeichen: Wenn Sie oft trainieren und nicht besser werden, ist Ihr Trainingsreiz nicht wirksam. Testen Sie von Zeit zu Zeit immer wieder Ihre Leistungsfähigkeit mit den bereits beschriebenen Tests, und korrigieren Sie Ihre Trainingsbelastung je nach dem Ergebnis.

Trainieren Sie regelmäßig

Ein regelmäßiges und kontinuierliches Training ist die Grundvoraussetzung für den Erfolg.

- Regelmäßig heißt mindestens zweimal pro Woche, und das über einen Zeitraum von mehreren Wochen.
- Optimale Effekte erzielen Sie bei zwei bis vier Kräftigungseinheiten in der Woche.
- Fünfmal und öfter pro Woche ist nur im Rahmen eines Hochleistungstrainings sinnvoll; Überlastung droht.

Achten Sie auf Ihre Erholung

Überforderung ist aus trainingsphysiologischer Sicht ebenso ungünstig wie eine Unterforderung. Vermeiden Sie langfristige Überlastungen, indem Sie Ihrem Körper nach dem Training die notwendige Zeit zur Regeneration geben. Die Abstände zwischen zwei Trainingseinheiten dürfen allerdings nicht zu lang sein.

- Trainingsunterbrechungen über vier oder mehr Tage sind zu lang und hemmen den Trainingserfolg.
- Ein Tag Pause zur nächsten Kräftigungseinheit ist für Fortgeschrittene ausreichend.
- Anfänger benötigen nach einem intensiven Training in der Regel zwei bis drei Tage Erholung.
- Je besser Sie trainiert sind, desto schneller erholen Sie sich.

Die Erholungswerte betreffen die jeweils belastete Muskelgruppe. Wenn Sie also am ersten Tag Ihre Gesäßmuskulatur trainiert haben, können Sie ohne weiteres am folgenden Tag Ihr Ausdauerprogramm absolvieren.

Steigern Sie schrittweise Ihre Trainingsbelastungen

Ihr Körper gewinnt durch gezieltes Training schnell an Leistungsfähigkeit und wird bei immer gleich bleibender Belastung unterfordert. Steigern Sie schrittweise die Belastung, indem Sie

- zuerst häufiger,
- dann länger,
- und als Letztes intensiver

trainieren. Einen idealen Trainingsaufbau erhalten Sie in den jeweiligen Trainingsplänen im anschließenden Praxisteil.

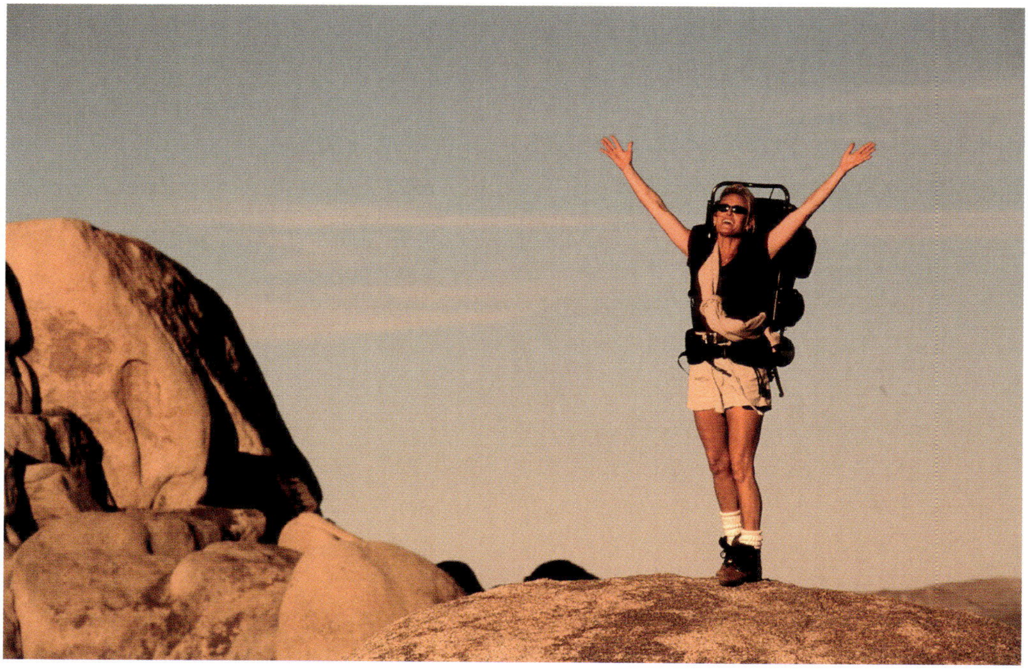

Geschafft! Es gibt nichts Schöneres, als ein selbst gestecktes Ziel zu erreichen.

So motivieren Sie sich

Viele Menschen haben die besten Vorsätze, fangen mit dem Training an und hören nach kurzer Zeit wieder auf. Die Gründe, die dafür genannt werden, sind vielfältig. An erster Stelle steht: »Ich habe keine Zeit.« Hier einige Tipps, wie Sie dabeibleiben und dauerhaft Spaß haben können.

Ein regelmäßiges Training wird Ihnen nicht nur Ihre Beschwerden nehmen, sondern auch Ihr Leben verändern. Aber langsam und Schritt für Schritt!

Werden Sie egoistisch!

Wenn Sie deswegen nicht regelmäßig trainieren, weil Sie keine Zeit haben, sollten Sie sich überlegen, ob Sie ständig etwas für andere tun. Oft werden im privaten oder beruflichen Bereich Erwartungen an Sie gestellt, die Sie teils aus Überzeugung, teils aus Pflichtgefühl mehr oder weniger gerne übernehmen. Nehmen diese Erwartungen überhand, bleibt irgendwann keine Zeit mehr für Sie selbst. Eine gesunde Portion Egoismus ohne schlechtes Gewissen ist aber notwendig, wenn Sie etwas für Ihre Gesundheit tun wollen. Scheuen Sie sich nicht, Ihren Trainingsplan durchzuziehen. Sie haben nicht nur eine Verantwortung für Familie und Beruf, sondern auch eine sich selbst und vor allem Ihrer Gesundheit gegenüber.

Wenn Sie unsere Motivationshilfen annehmen, werden Sie sehr bald feststellen, wie das Training nicht nur zu einer Gewohnheit, sondern zu einem regelrechten Bedürfnis wird. Sie werden sich direkt unwohl fühlen, wenn Sie nicht regelmäßig etwas für Ihre Gesundheit tun oder eine Trainingseinheit ausfallen lassen müssen.

Setzen Sie sich ein Ziel

Wenn Sie nicht wissen, warum Sie etwas tun, werden Sie auch sehr bald die Lust daran verlieren. Werden Sie sich also darüber klar, welches Ziel Sie erreichen wollen: Nie mehr Rückenschmerzen? Mehr Wohlbefinden und Fitness? Keine negativen Auswirkungen von Stress? Sie entscheiden, welches Ziel Sie am meisten motiviert. Und dieses Ziel ist wichtig, denn wenn Sie es erreichen, trägt das maßgeblich zu Ihrem psychischen Wohlbefinden bei.

Setzen Sie sich ein realistisches Ziel

Eine wichtige Voraussetzung für das Erreichen Ihres Ziels ist allerdings, dass es realistisch sein sollte. Sie haben seit zehn Jahren mehr oder weniger Probleme mit Ihrem Rücken und wollen in zwei Wochen topfit sein? Das ist unrealistisch. Sobald Sie sehen, dass Sie dieses Ziel nicht erreichen können, verlieren Sie dauerhaft die Motivation und damit den Spaß beim Training.

Setzen Sie sich ein konkretes Ziel

Die beliebte Formulierung »Ich will keine Schmerzen mehr haben!« ist so unspezifisch und unverbindlich, dass Sie darunter alles als Erfolg oder Misserfolg verbuchen können. Die Aussage »In drei Monaten werde ich die Kraft meiner Bauch- und Rückenmuskulatur verdoppeln!« ist dagegen so konkret und verbindlich, dass Sie jederzeit wissen: Jede einzelne Trainingseinheit ist wichtig, damit ich mein Ziel erreiche. Und je regelmäßiger Sie trainieren, desto näher kommen Sie diesem Ziel.

Fangen Sie langsam an

So simpel es klingt, dieser Mechanismus funktioniert auch umgekehrt – trainieren Sie im Wohlfühlbereich, und Ihr Gehirn wird Training mit Wohlfühlen verbinden.

Gerade am Anfang ist es sehr wichtig, dass Sie nicht übertreiben. Ansonsten spielt Ihnen Ihr Gehirn einen Streich. Kennen Sie die Situation, dass Sie ein unangenehmes Gefühl haben, wenn Sie nur das Bohrgeräusch vom Zahnarzt hören? Das liegt daran, dass zwei Reize, die eigentlich nichts miteinander zu tun haben (Bohrgeräusch und Schmerz), gleichzeitig auftreten und vom Gehirn miteinander verknüpft werden. Sobald Sie ein Bohrgeräusch hören, erinnert Sie das an den Schmerz beim Bohren. Wenn Sie so trainieren, dass Sie dabei ein unangenehmes Gefühl haben, passiert genau das Gleiche. Sobald Sie nur an das Training denken, beschleicht Sie ein unangenehmes Gefühl.

Suchen Sie sich Trainingspartner

Ein Training in Gesellschaft macht mehr Spaß. Überreden Sie Familienmitglieder, sich Ihnen anzuschließen! Fragen Sie Freunde oder Bekannte, oder informieren Sie sich bei Vereinen über Kurse. Sprechen Sie mit Ihrem Trainingspartner feste Termine ab. Am besten immer am gleichen Tag, zur gleichen Uhrzeit.

Belohnen Sie sich

Sie haben zwei Wochen fleißig trainiert. Jetzt haben Sie sich eine Belohnung verdient, denn Belohnungen erhöhen die Motivation und sorgen so für mehr Spaß. Gönnen Sie sich zum Beispiel ein schönes Essen. Die Vorfreude auf die Belohnung erhält die Motivation. Schon nach kurzer Zeit werden Sie feststellen, dass Sie gar keine äußere Belohnung mehr brauchen.

Kontrollieren Sie Ihre Fortschritte

Nichts ist frustrierender, als wenn Sie auf ein Ziel hinarbeiten und nicht wissen, ob Sie ihm wirklich näher kommen. Kontrollieren Sie deshalb von Zeit zu Zeit Ihre Fortschritte mithilfe der bereits beschriebenen Tests (→ Seite 14).

Das ideale Rückenkonzept

Unser Trainingskonzept zielt darauf ab, Ihnen eine Rundum-Hilfestellung zu bieten. Aufbau von Muskelkraft, Verbesserung der Leistungsfähigkeit und größere Belastbarkeit wirken zusammen, um Sie von Rückenbeschwerden zu befreien und Sie in Zukunft davor zu bewahren.

Dimensionen der Kraft

Kraft ist die Fähigkeit, Widerstände zu überwinden, ihnen entgegenzuwirken bzw. sie zu halten. Damit unsere Muskulatur diese Kraft aufbringt, brauchen wir Energie aus unserem Stoffwechsel und Steuerungssignale über unsere Nervenbahnen. So nüchtern sehen es die Sportwissenschaftler. Im Alltag bedeutet ein Aufbautraining dieser Kraft für uns oft mühsame Arbeit, Anstrengung und Schweiß.
Unser Körper ist jedoch in der Lage, sich an ständig wiederkehrende und steigende Belastungen anzupassen. Er entwickelt mehr Leistungsfähigkeit und wappnet sich für eine neue Herausforderung. Das ist das Grundprinzip aller Trainingsformen. Geben Sie ihm die Chance, sich weiterzuentwickeln.

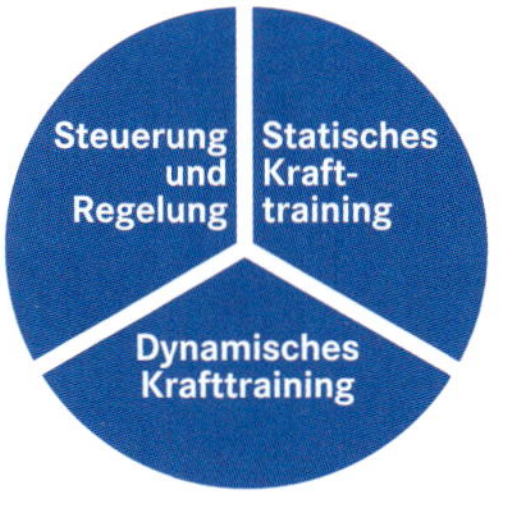

Kraft

Ein optimales Rückenprogramm muss alle Dimensionen Ihrer Kraft trainieren und dabei die Funktionen der Wirbelsäule berücksichtigen. Unser Trainingskonzept beinhaltet drei Säulen. Jeder dieser drei Bereiche ist eine wichtige Basis für Ihren gesunden Rücken.

1. Säule: Steuerung und Regelung

Was nützt Ihnen das schnellste und stärkste Auto ohne Lenkrad oder Gas- und Bremspedal, um es zu steuern und das Tempo zu regulieren? Eine Frage, die sich auch auf die Funktion Ihrer Muskulatur übertragen lässt. Ihre Muskeln müssen rasch und effizient reagieren, um bei wechselnder Belastung die Wirbelsäule schützen zu können. Unsere nervalen Zentren sind deshalb in ständiger Bereitschaft, die Aktivität der Rumpfmuskulatur zu steuern und zu koordinieren. Bei chronischen Beschwerden und permanenter Unterforderung unseres Steuerungssystems können diese Fähigkeiten verloren gehen.

Stabilisierung mit dem Ball

Der Gymnastikball ist ein ideales Hilfsmittel, um das Feintuning der stabilisierenden Muskulatur zu trainieren. Die tiefen und kleinen Rückenmuskeln wirken wie Federn. Ihre Funktion ist vergleichbar mit Stoßdämpfern für die einzelnen Wirbel. Bereits bei 25% Ihrer Maximalkraft sind diese Muskeln in höchster Aktivität und schützen aktiv Ihren Rücken.

2. Säule: Statisches Krafttraining

Das statische Krafttraining wird in der Fachsprache als isometrisches Training bezeichnet. Vielleicht haben Sie diesen Begriff schon gehört, konnten sich aber nichts Rechtes darunter vorstellen. Das Prinzip ist ganz einfach – Sie halten Ihren Körper in einer bestimmten Haltung oder arbeiten gegen einen festen Widerstand. Nehmen Sie zum Beispiel Ihre Arbeitsmappe oder eine Einkaufstasche, und strecken Sie die Arme nach vorne. Jetzt müssen Ihre Arme und Schultern isometrisch arbeiten. Das kann ganz schön anstrengend sein.

Oft braucht man dazu gar kein Zusatzgewicht. Legen Sie sich auf den Rücken, und heben Sie Ihren Kopf minimal vom Boden. Bereits nach wenigen Sekunden spüren Sie, wie intensiv Ihre Muskeln an der Haltung arbeiten müssen.

Der isometrische Effekt

Isometrische Übungen eignen sich hervorragend zur Verbesserung der Stabilität Ihres Rückens und garantieren einen raschen Trainingserfolg.

Diese Aufgaben erfüllen Ihre Muskeln immer dann, wenn die Schwerkraft auf Ihren Körper wirkt. Mit anderen Worten, egal ob Sie sitzen oder stehen, Ihr Muskelsystem ist bei der Arbeit. Wird für die Muskelaktivität weniger als 15% der Maximalkraft benötigt, so ist die Haltedauer praktisch unbegrenzt. Das ist besonders für den Alltag wichtig. Bei einem isometrischen Training mit einer Belastung von bereits 30–40% Ihrer maximalen Kraft erzielen Sie einen sehr hohen Trainingseffekt und steigern dadurch deutlich die Belastungstoleranz Ihres Rückens.

3. Säule: Dynamisches Krafttraining

Dynamisches Krafttraining bedeutet das Bewegen einer Last. Das kann ein Hantelgewicht sein oder »nur« das eigene Körpergewicht. Das folgende Aufbauprogramm arbeitet ohne Zusatzlasten. Sie werden erleben, wie die Schwerkraft auf unseren Körper wirkt. Sie trainieren gezielt die Leistungsfähigkeit und Beweglichkeit Ihrer Muskeln.

Fordern Sie Ihren Körper heraus. Durch regelmäßige gezielte Bewegung gewinnen Sie an Power und erhalten sich die Beweglichkeit Ihrer Muskulatur. Denn Ihre Muskeln passen sich den Arbeitserfordernissen an.

Der Trainingsplan

Ihr Trainingsplan enthält drei Übungsteile zum Aufbau eines starken und beweglichen Rückens, eingeteilt nach:

- Vorderer (ventraler) Muskelbereich – schräge und gerade Bauchmuskulatur

BASICS ZU JEDER ÜBUNG

Zu jeder Übung finden Sie genaue Angaben zur Trainingssteuerung. Hier die Erläuterung der verwendeten Grundbegriffe.

Wiederholungen Wenn Sie bei einer Übung z. B. einen Arm heben und wieder senken, ist das eine Wiederholung. Nach der vorgegebenen Wiederholungszahl sollten Sie eine gewisse muskuläre Ermüdung verspüren.

Belastungszeit Sie können eine Wiederholung sehr schnell, aber auch sehr langsam absolvieren. Beides ist nicht optimal. Als zusätzliche Kontrolle ist deswegen jeweils die Zeit angegeben, die Sie für die vorgegebenen Wiederholungen brauchen sollten. Wenn Sie also nicht mitzählen wollen, benützen Sie einfach eine Stoppuhr.

Sätze Ein Satz besteht aus der vorgegebenen Anzahl von Wiederholungen. Um einen optimalen Trainingseffekt zu erreichen, werden mehrere Durchgänge hintereinander absolviert.

Pausen Halten Sie zwischen den einzelnen Sätzen die vorgegebene Pausenzeit ein. Je nach Dauer und vorangegangener Belastung erreichen Sie so unterschiedliche Anpassungen.

Trainingseinheiten Einer der größten Trainingsfehler ist es, immer auf der gleichen Stufe zu trainieren. Damit Sie aus jeder Stufe die optimalen Anpassungen mitnehmen, müssen Sie die angegebene Minimalzahl von Trainingseinheiten einhalten. Um den Trainingsfortschritt zu optimieren, wechseln Sie dann nach erfolgreichem Test zur nächsten Übung.

- Hinterer (dorsaler) Muskelbereich – Gesäßmuskulatur, Rückenmuskulatur, Schulter- und Nackenmuskulatur
- Seitlicher (lateraler) Muskelbereich – Gesäßmuskulatur, seitliche Rückenmuskulatur, schräge Bauchmuskulatur

Trainieren Sie alle drei Muskelbereiche und beginnen Sie, egal ob Anfänger oder Könner, Ihr Programm mit Übung 1.

Beispiel für einen Übungsablauf

Bei den Übungen finden Sie Kästen mit Angaben zum Ablauf. Nehmen wir an, bei einer Übungsbeschreibung sei als Belastungszeit/Wiederholungszahl angegeben: 20–30 Sekunden/ 15–20 Mal, Sätze: 4–6, Pause: 30 Sekunden.

- Der Trainingsauftrag lautet: Wiederholen Sie die Übung 15–20 Mal. Je nach Bewegungstempo kann das etwas kürzer oder länger dauern. Kontrollieren Sie deshalb zu Beginn auch die Belastungszeit. Machen Sie dann eine kurze Pause von 30 Sekunden, und wiederholen Sie das ganze vier- bis sechsmal.

Sie haben bei der Anzahl der Wiederholungen und Sätze etwas Handlungsspielraum. Je nach Leistungsfähigkeit orientieren Sie sich am unteren oder oberen Grenzwert.

Belastungskontrolle

Für alle Testübungen gilt: Eine korrekte Durchführung ist Voraussetzung für eine richtige Beurteilung Ihrer Leistung. Brechen Sie bei Schmerzen den Test sofort ab. Das Gleiche gilt für Atemnot, Schwindel oder Beklemmungsgefühl.

In der fünften Trainingseinheit wird abgerechnet. Absolvieren Sie einen kleinen Abschlusstest. Er kontrolliert, ob Sie mit dieser Übung noch ausreichend gefordert sind. Haben Sie bestanden, gehen Sie weiter zur nächsten Übung. Fehlt noch ein bisschen, müssen Sie »nachsitzen«. Trainieren Sie weitere fünf Einheiten bis zur erneuten Probe. Auf diese Weise wissen Sie immer, ob Ihr Training effektiv war. Sie arbeiten gleichzeitig an Ihren Schwächen und finden zu einem idealen Gleichgewicht der einzelnen Muskelfunktionen. Eine mehrmalige Ehrenrunde ist durchaus auch bei geübten Sportlern möglich, denn einige der gezeigten Übungen haben es ganz schön in sich!

Hören Sie auf Ihren Körper

Ein gesundes Maß an Ehrgeiz ist notwendig, um Ziele zu erreichen und zu verwirklichen. Übertriebene Motivation kann allerdings auch das Gegenteil bewirken. Wer die Signale seines Körpers konsequent ignoriert, gefährdet seine Gesundheit. Unterscheiden Sie deshalb zwischen »positivem« und »negativem« Schmerz. Ein gespanntes Gefühl in der Muskulatur ist eine normale Reaktion auf ein intensives Krafttraining. Ein Muskelkater, der Sie zur Bewegungslosigkeit zwingt, ist ein sicheres Zeichen einer Überforderung und hemmt Ihre Trainingsentwicklung.

»No pain, no gain« – kein Schmerz, kein Erfolg – ist eine Trainingsphilosophie, die für den Gesundheits- und Fitnessbereich nicht zu empfehlen ist.

DIE WICHTIGSTEN TIPPS VOR DEM START

- Achten Sie auf eine exakte Übungsausführung. Gleichmäßige und langsame Bewegungen erhöhen den Trainingseffekt und schonen die Gelenke.
- Halten Sie während der Übung permanent Ihre Muskelspannung, nur so erzielen Sie den maximalen Effekt.
- Atmen Sie ruhig und gleichmäßig. Pressatmung oder Luftanhalten hemmen eine optimale Blutzirkulation.
- Vermeiden Sie Überlastungen! Die jeweiligen Übungen dürfen nur schmerzfrei durchgeführt werden. Beenden Sie das Training bei Symptomen wie Krämpfen, Schwindel oder Übelkeit.
- Vor dem Workout: Um den Kreislauf anzukurbeln und die Muskulatur auf das folgende Training vorzubereiten, sollten Sie sich ein paar Minuten locker aufwärmen. Dies ist vor allem dann sinnvoll, wenn Sie vorweg nicht körperlich aktiv waren. Beginnen Sie mit einfachen Ganzkörperübungen, wie zum Beispiel Gehen, Laufen oder Treppensteigen auf der Stelle.
- Nach dem Training: Die richtige Entspannung zeigt Wirkung.
- Vermeiden Sie ein abruptes Ende Ihres Fitnessprogramms und gönnen Sie sich einige Minuten der Entspannung und Erholung (Cool-down-Phase). Beenden Sie Ihr Trainingsprogramm so, dass Sie schon jetzt Lust auf das nächste Mal verspüren.

Tipps und Techniken finden Sie im Kapitel Entspannung ab Seite 74.

3 x 7 für einen starken Rücken

Jetzt geht es los! Beim Rückentraining mit dem Ball konzentrieren wir uns auf drei Muskelbereiche – den vorderen, den hinteren und den seitlichen. Wir bieten Ihnen jeweils sieben Übungen in jeder Gruppe an, die schrittweise aufeinander aufbauen.

Und als zusätzliches Plus:

- Ein Aktivprogramm für die Halswirbelsäule
- Ein Sonderprogramm zum Stehen und Bücken

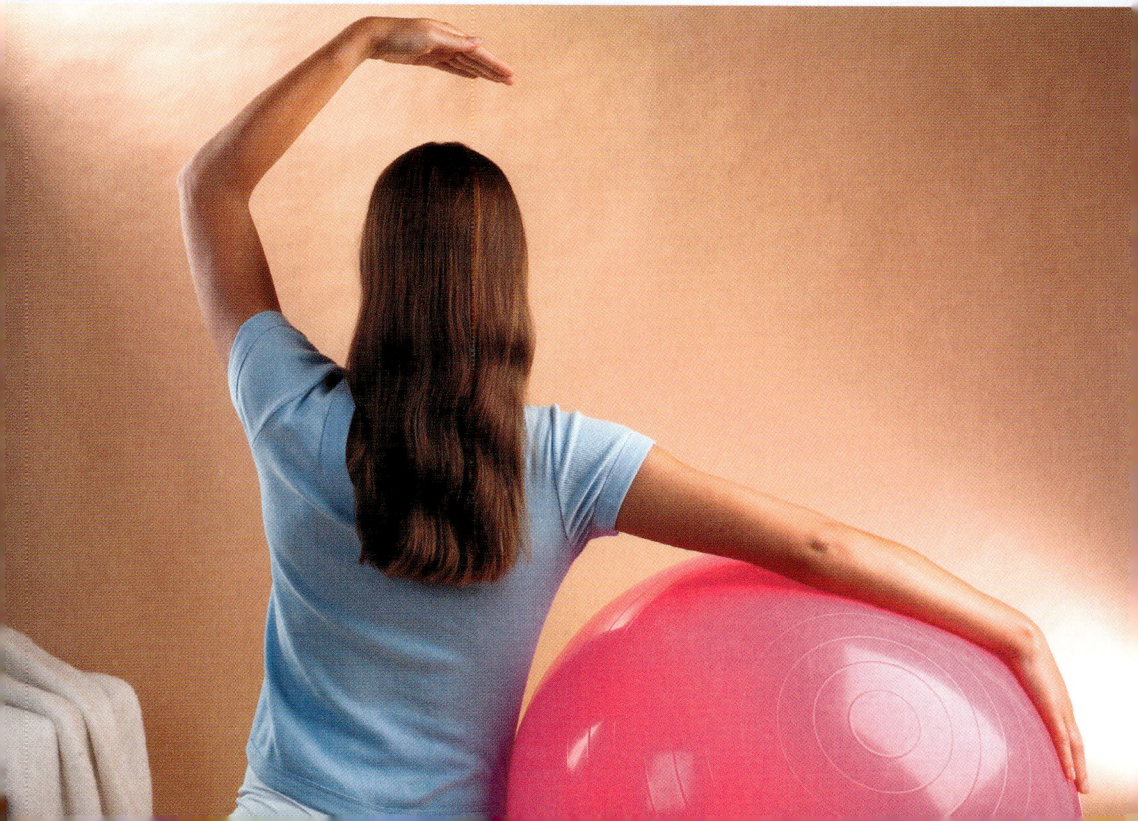

Trainingsprogramm für den vorderen Muskelbereich

Wir beginnen mit dem Übungskomplex für den vorderen (ventralen) Muskelbereich - angesprochen werden insbesondere die schräge und gerade Bauchmuskulatur.

Die Bauchmuskulatur - Schutz und Stütze

Die Bauchmuskulatur besteht aus verschiedenen Anteilen, deren Funktionen sehr vielfältig sind. Die wichtigste ist sicher, die Statik der Wirbelsäule aufrechtzuerhalten. Das System aus Muskeln und Sehnenplatten ist aber auch eine Art Schutzwall für unsere inneren Organe.

Gerade und schräge Bauchmuskulatur

Als aktive Beweger ermöglichen die geraden Bauchmuskeln das Anheben des Rumpfes aus der Rückenlage gegen die Schwerkraft. Unterstützt wird diese Funktion durch die gleichzeitige Aktivität der schrägen Bauchmuskulatur. Die schräge Bauchmuskulatur dreht den Oberkörper und neigt ihn zur Seite.

Bauch- und Rückenmuskeln

Zusammen mit ihrem Gegenspieler, den Rückenmuskeln (→ Seite 47), bildet die Bauchmuskulatur ein muskuläres Stützkorsett für die Wirbelsäule - Korsett nicht im starren, sondern in einem aktiven Sinne. Dieses Korsett stabilisiert und schützt unseren Rücken in allen Lebenslagen vor Überlastungen. Trainieren Sie beide Muskelgruppen in einem ausgewogenen Verhältnis, denn nur gemeinsam können die beiden Partner der Wirbelsäule Stabilität geben. Im Regelfall ist die Rückenmuskulatur übrigens deutlich stärker als die Bauchmuskulatur. Das Verhältnis liegt etwa bei 1,5:1 von Rücken- zu Bauchmuskulatur. Ein starker »Waschbrettbauch« ist aber nicht zu verachten.

Eine Schwäche der Bauchmuskulatur kann zu einer ausgeprägten Beckenkippung führen und dadurch die (Über-)Streckung der Lendenwirbelsäule verstärken (Hyperlordose).

Übung 1

Ausgangsstellung

Wichtig: Die Arbeitsweise ist isometrisch (→ Seite 34). Das heißt, die Position des Körpers bleibt während der gesamten Übung unverändert. Sie trainieren mit dieser Übung gleichzeitig Ihre Brustmuskulatur.

1 Legen Sie sich auf den Rücken, und winkeln Sie Ihre Beine an. Unterlagern Sie die Lendenwirbelsäule mit einer kleinen Handtuchrolle oder einem speziellen Lendenkissen. Drücken Sie die Fersen mit leichtem Druck gegen den Boden.

2 Legen Sie sich den Ball auf den Bauch. Fixieren Sie den Ball zwischen Ihren Armen und Oberschenkeln.

Endstellung

3 Ziehen Sie nun die Bauchdecke leicht ein, und drücken Sie gleichzeitig mit den Unterarmen kräftig gegen den Ball. Die Handflächen zeigen dabei nach oben.

Belastungs-steuerung	Belastungszeit: 30–45 Sek. • Sätze: 4–6 Pause: 20–30 Sek. • Trainingseinheiten: 5

Abschlusstest

Bestanden: Wenn Sie beim sechsten Satz immer noch 60 Sekunden oder länger fest gegen den Ball drücken können.

- Weiter zu Übung 2.
- Andernfalls noch fünf Trainingseinheiten absolvieren.

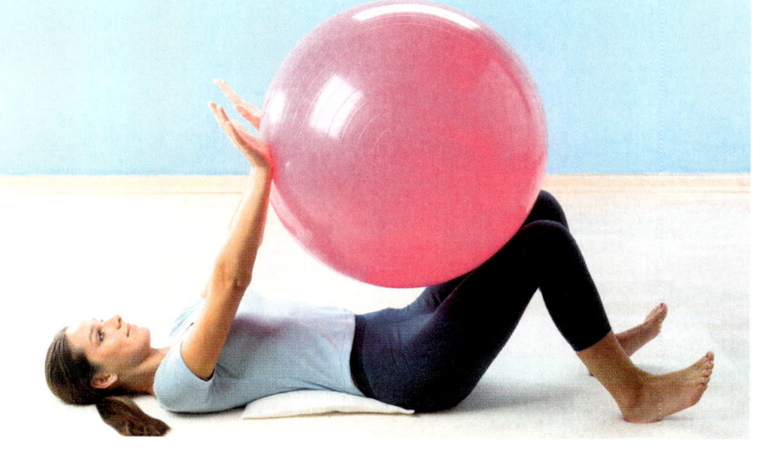

Drücken Sie so fest, dass Sie Ihre Bauchmuskulatur spüren und gegen Ende der Belastungszeit eine gewisse Ermüdung empfinden.

Übung 2

Ausgangsstellung

1 Legen Sie sich mit dem Rücken auf den Boden. Fixieren Sie den Ball zwischen Ober- und Unterschenkel, indem Sie beide Beine anbeugen. Ziehen Sie die Bauchdecke etwas ein. Der Kopf liegt am Boden.

Endstellung

2 Heben Sie den Ball von der Unterlage ab, und ziehen Sie die Oberschenkel in Richtung Oberkörper.

3 Führen Sie nun den Ball langsam Richtung Boden, ohne ihn abzusetzen. Gehen Sie nur so weit nach vorne, dass Ihre Lendenwirbelsäule nicht vom Boden abhebt!

Wichtig: Kontrollieren Sie die Position Ihres Rückens mit Ihren Händen. Die Lendenwirbelsäule bleibt während der ganzen Übung auf der Unterlage!

Belastungs-steuerung	Wiederholungen: 15–20 • Belastungszeit: 30–45 Sek. Sätze: 4–6 • Pausen: 20–30 Sek. • Trainingseinheiten: 5

Abschlusstest

Bestanden: Wenn Sie beim letzten Satz noch 60 Sekunden oder länger trainieren können.

- Weiter zu Übung 3.
- Andernfalls noch fünf Trainingseinheiten absolvieren.

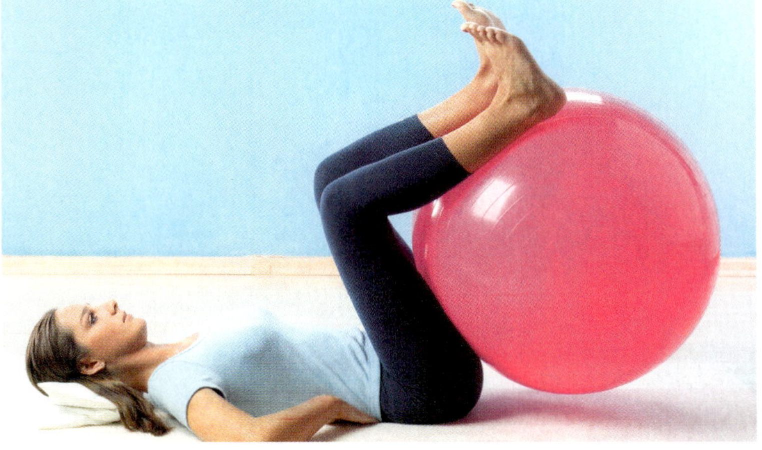

Doppelkinn erlaubt! Und zwar dürfen Sie in diesem Fall eines machen, um Ihren Kopf gerade am Boden zu halten. Liegt Ihr Kopf unangenehm überstreckt auf der Unterlage, sollten Sie sich ein kleines Kissen oder eine Handtuchrolle unter Ihren Nacken legen.

Übung 3

Ausgangsstellung

1 Legen Sie sich mit dem Rücken auf die Unterlage, und positionieren Sie die Beine auf dem Ball. Der Ball sollte dabei die Oberschenkel berühren. Drücken Sie Ihre Fersen zum Verankern leicht nach unten.

2 Strecken Sie nun die Arme nach vorne. Machen Sie ein Doppelkinn, und ziehen Sie die Bauchdecke leicht ein. Heben Sie jetzt die Schultern etwas vom Boden an, indem Sie den Kopf vom Boden abheben.

Endstellung

Wichtig: Atmen Sie gleichmäßig und halten Sie nicht die Luft an. Pressatmung mindert die Blutzirkulation. Atmen Sie nach vorne aus und beim Zurückgehen wieder ein.

3 Rollen Sie den Oberkörper gleichmäßig ein, und schieben Sie mit den Handflächen nach vorne. Halten Sie den Kopf stabil in einer Linie mit der Wirbelsäule. Die Position der Beine und des Balles bleibt unverändert.

4 Führen Sie anschließend den Oberkörper wieder langsam zurück. Schultern und Kopf werden jedoch während der 15 bis 20 Wiederholungen nicht abgesetzt.

Belastungssteuerung	Wiederholungen: 15–20 • Belastungszeit: 30–45 Sek. Sätze: 4–6 • Pausen: 20–30 Sek. • Trainingseinheiten: 5

Abschlusstest: Wenn Sie beim letzten Satz noch 60 Sekunden oder länger trainieren können, machen Sie weiter mit Übung 4.

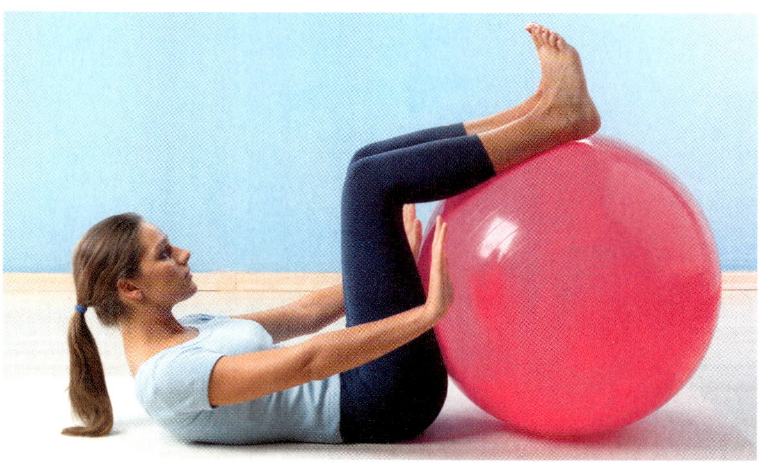

Übung 4

Ausgangsstellung

1 Legen Sie sich mit dem Rücken auf den Boden. Heben Sie die Beine angewinkelt vom Boden ab, und überkreuzen Sie die Unterschenkel. Hüfte und Knie sind im rechten Winkel.

2 Heben Sie den Kopf und den Oberkörper etwas vom Boden ab. Strecken Sie die Arme nach oben. Fixieren Sie den Ball zwischen den Ellbogen und den Oberschenkeln.

3 Sie dürfen den Kopf mit den Fingerkuppen unterstützen. Ziehen Sie die Bauchdecke leicht ein, und machen Sie ein Doppelkinn.

Wichtig: Die Arbeitsweise ist isometrisch (→ Seite 34). Das heißt, Sie halten die Position, ohne die Stellung der Arme und Beine zu verändern.

Endstellung

4 Halten Sie die beschriebene Stellung, und versuchen Sie mit den Unterarmen und den Oberschenkeln den Ball fest zusammenzudrücken.

5 Drücken Sie so fest, dass Sie gegen Ende der Belastungszeit eine deutliche Ermüdung spüren. Atmen Sie während der gesamten Übung ruhig und gleichmäßig weiter.

Belastungssteuerung	Belastungszeit: 20–30 Sekunden • Sätze: 4–6 Pause: 60–90 Sek. • Trainingseinheiten: 5

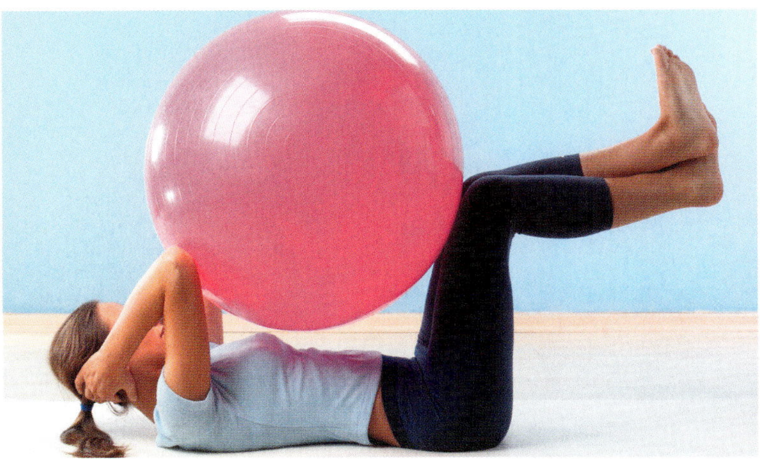

Auch hier haben Sie den Abschlusstest bestanden, wenn Sie beim sechsten Satz noch 60 Sekunden oder länger trainieren können. Andernfalls absolvieren Sie noch fünf weitere Trainingseinheiten.

Übung 5

Ausgangsstellung

1 Legen Sie sich zunächst von vorne auf den Ball. Stützen Sie sich mit den Ellbogen vom Boden ab, und rollen Sie den Ball bis zu Ihren Unterschenkeln.

2 Halten Sie den Kopf in einer Linie mit der Wirbelsäule, und ziehen Sie die Bauchdecke leicht ein. Winkeln Sie die Beine etwas an, und vermeiden Sie das Absinken ins Hohlkreuz.

Endstellung

Wichtig: Die Stellung des Rückens bleibt unverändert. Bei richtiger Ausführung arbeitet die Bauchmuskulatur gegen die Überstreckung der Lendenwirbelsäule. Die Rollbewegung des Balles erfordert Koordination und motorische Kontrolle Ihrerseits.

3 Rollen Sie nun den Ball langsam nach vorne. Ziehen Sie dazu die Oberschenkel Richtung Körper, bis die Knie zum Boden gerichtet sind. Die Oberschenkel stehen fast senkrecht zum Boden.

Belastungssteuerung	Wiederholungen: 10–15 • Belastungszeit: 20–30 Sek. Sätze: 4–6 • Pausen: 45–60 Sek. • Trainingseinheiten: 5

Abschlusstest

Bestanden: Wenn Sie beim letzten Satz die Belastung noch 45 Sekunden durchhalten können.

- Weiter zu Übung 6.
- Andernfalls noch fünf Trainingseinheiten absolvieren.

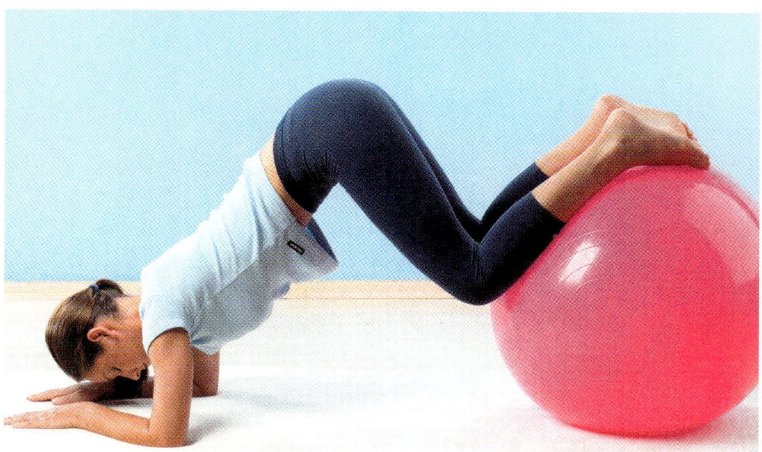

Endstellung – bei dieser Übung trainieren Sie zusätzlich Ihre Brust- und Hüftmuskulatur.

Übung 6

Ausgangsstellung

1 Setzen Sie sich zunächst auf den Ball. Gehen Sie nun mit kleinen Schritten nach vorne, bis der Ball an Ihrer Lendenwirbelsäule aufliegt.

2 Neigen Sie sich langsam nach hinten, bis Ihre Wirbelsäule gestreckt ist. Unterstützen Sie Ihren Kopf mit den Fingerkuppen und machen Sie ein Doppelkinn. Die Ellbogen zeigen dabei nach außen.

Tipp: Achten Sie darauf, dass der Ball nicht bewegt wird. Rollbewegungen des Balles zeigen, dass Sie die Bewegung nicht korrekt ausführen und Hilfsmuskeln einsetzen.

Endstellung

3 Heben Sie nun den Oberkörper nach oben an und drehen Sie sich gleichzeitig zur Seite. Halten Sie Ihren Kopf stabil und ziehen Sie nicht mit Ihren Händen am Kopf.

Belastungssteuerung	Wiederholungen: 10–15 • Belastungszeit: 20–30 Sek. Sätze: 4–6 je Seite • Pausen: + 30 Sek. • Trainingseinheiten: 5

Abschlusstest

Bestanden: Wenn Sie beim sechsten Satz in der Lage sind, 60 Sekunden oder länger auf beiden Seiten zu trainieren.

- Weiter zur letzten Übung.
- Andernfalls noch fünf Trainingseinheiten absolvieren.

Trainieren Sie je einen Satz auf der gleichen Seite. Wechseln Sie erst nach der Pause auf die andere Seite.

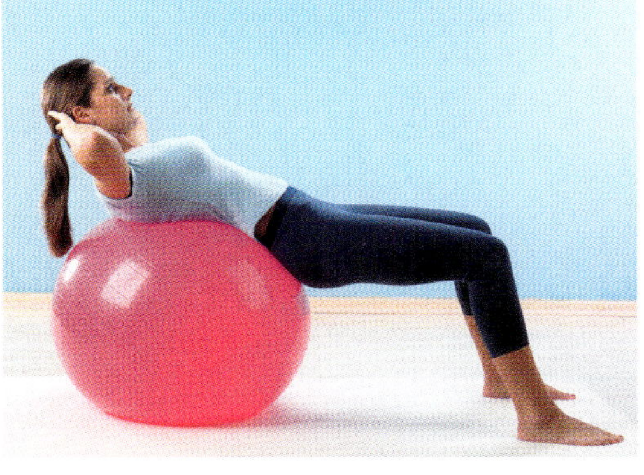

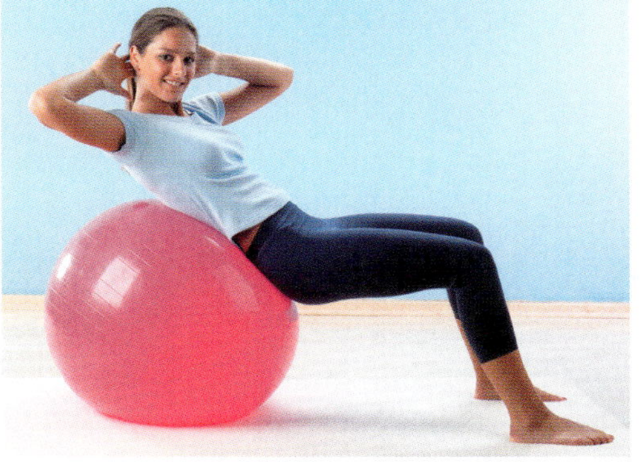

Übung 7 – Finale

Ausgangsstellung

Haben Sie anfangs noch Schwierigkeiten mit der Balance, können Sie die Übung zunächst auch beidbeinig durchführen. Bei den ersten einbeinigen Versuchen können Sie auch die Hilfe eines Partners suchen, der den Ball zusätzlich stabilisiert.

1 Legen Sie sich mit dem Rücken waagrecht auf den Ball, und stützen Sie sich mit den Füßen an einer Wand ab. Ihre Hüfte und Ihre Knie stehen dabei im rechten Winkel. Unterstützen Sie Ihren Kopf etwas mit Ihren Fingerkuppen. Halten Sie Ihren Kopf stabil, und machen Sie ein Doppelkinn.

2 Ziehen Sie die Bauchdecke leicht ein, und heben Sie einen Fuß von der Wand ab. Oberschenkel und Rücken bilden eine Linie.

Endstellung

3 Heben Sie den Oberkörper nach oben an, und drehen Sie sich zur Seite Ihres Standbeines. Versuchen Sie den Ball möglichst stabil zu halten, und vermeiden Sie ruckartige Bewegungen.

4 Wechseln Sie nach jedem Durchgang auf die andere Seite.

Belastungssteuerung	Wiederholungen: 10–15 • Belastungszeit: 20–30 Sek. Sätze: 4–6 • Pausen: + 30 Sek. • Trainingseinheiten: 5

Abschlusstest

Bestanden: Wenn Sie beim sechsten Satz in der Lage sind, 45 Sekunden oder länger auf beiden Seiten zu trainieren. Ihre Bauchmuskulatur ist jetzt in einem Top-Zustand und hat maximale Leistungsfähigkeit. Bleiben Sie weiterhin aktiv!

Diese Übung erfordert ein Höchstmaß an Kraft und Koordination.

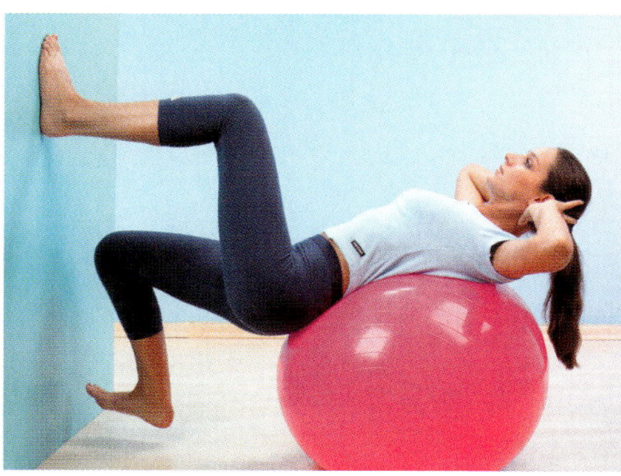

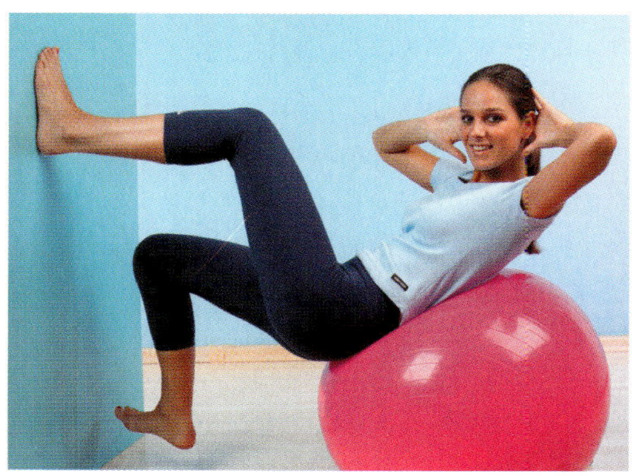

Trainingsprogramm für den hinteren Muskelbereich

Die folgende Übungsreihe trainiert die Anteile der hinteren (dorsalen) Muskeln mit dem Ziel einer umfassenden Rumpfstabilisation. Zu diesem Muskelbereich gehören die Rücken-, Schulter- und Nackenmuskulatur sowie die Gesäßmuskulatur.

Der Rücken – immer in Aktion

Die Rückenmuskulatur ist ein System zahlreicher kleinerer und größerer Muskelgruppen mit komplexen und differenzierten Aufgaben. Ihre Funktion ist die Stabilisation der Wirbelsäule und die aktive Bewegung des Rückens – wie z.B. das Aufrichten, Seitneigen und Drehen –, Bewegungen, wie sie permanent im Alltag oder im Sport erforderlich sind.

Belastungen erhöhen die Verletzlichkeit

Ohne eine starke Muskulatur in diesem Bereich ist die Wirbelsäule nur sehr gering belastbar. Wiederholte Druck- und Scherbelastungen, die bei vielen Bewegungen entstehen (z.B. beim Bücken und Heben), können bei einer mangelhaft ausgeprägten Rückenmuskulatur zu dauerhaften Schäden führen.

Mit unserem Trainingsprogramm für diesen Bereich können Sie Ihr Risiko für Rückenprobleme deutlich senken.

Gezielt gegen besondere Belastungen

Die Schulter- und Nackenmuskulatur ist wichtig für unsere aufrechte Haltung und entlastet unsere Halswirbelsäule. Das ist vor allem für Personen mit überwiegend sitzender Tätigkeit von großer Bedeutung.
Die Gesäßmuskulatur gehört ebenfalls zur hinteren Muskelkette und stabilisiert im Stand das Becken. Dadurch beeinflusst sie positiv die Statik des unteren Rückens.

- Zur Vorbeugung und zum Training für diese Bereiche bieten wir Ihnen zwei ergänzende Programme an (→ Seite 63, 67).

Übung 1

Ausgangsstellung

1 Legen Sie sich mit dem Rücken auf den Boden, und stellen Sie Ihre Unterschenkel auf den Ball. Die Hüfte ist deutlich angewinkelt.

2 Machen Sie ein leichtes Hohlkreuz, und ziehen Sie gleichzeitig die Bauchdecke leicht ein. Überkreuzen Sie die Arme vor dem Oberkörper.

Tipp: Fällt es Ihnen anfangs zu schwer, die Balance zu halten, dürfen Sie zunächst die Hände zur Erleichterung neben den Körper auf den Boden legen.

Endstellung

3 Heben Sie nun das Becken minimal vom Boden ab, bis die Belastung auf den Schultern liegt. Halten Sie Ihren Rücken gestreckt, und achten Sie darauf das Becken nicht nach unten abkippt. Die Hüfte bleibt gebeugt.

Belastungssteuerung	Belastungszeit: 30–45 Sek. • Sätze: 4–6 Pausen: 20–30 Sek. • Trainingseinheiten: 5

Abschlusstest

Bestanden: Wenn Sie beim sechsten Satz noch in der Lage sind, länger als 60 Sekunden die Position zu halten.

- Weiter zu Übung 2.
- Andernfalls noch fünf Trainingseinheiten absolvieren.

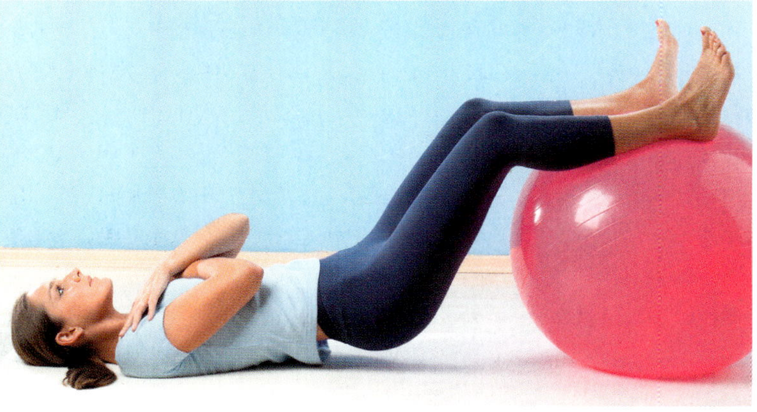

Endstellung - Ziel der Übung ist es, den Rumpf zu stabilisieren und den Ball in ruhiger Position zu kontrollieren.

Übung 2

Ausgangsstellung

1 Legen Sie sich von vorne mit Ihrem Becken auf den Ball. Stützen Sie sich mit gebeugten Armen am Ball ab, und richten Sie Ihren Körper nach oben auf. Strecken Sie Ihren gesamten Körper, bis er eine Linie bildet.

Wichtig: Achten Sie vor allem auf die Position des Oberkörpers und des Kopfes. Stabilisieren Sie Ihren oberen Rücken, indem Sie die Schulterblätter aktiv nach unten ziehen.

Endstellung

2 Halten Sie die beschriebene Stellung, und reduzieren Sie die Belastung der Arme, bis die Hände den Ball nur noch leicht berühren.

Belastungssteuerung	Belastungszeit: 30–45 Sek. • Sätze: 4–6 Pausen: 20–30 Sek. • Trainingseinheiten: 5

Abschlusstest

Bestanden: Wenn Sie beim sechsten Satz noch in der Lage sind, länger als 60 Sekunden die Position zu halten.

- Weiter zu Übung 4.
- Andernfalls noch fünf Trainingseinheiten absolvieren.

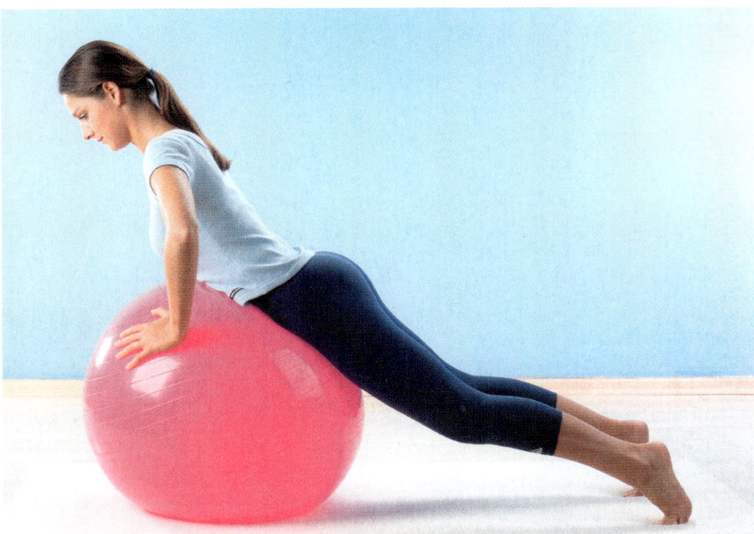

Die korrekte Stellung: Ziehen Sie Ihre Bauchdecke leicht ein, halten Sie Ihren Kopf in einer Linie mit der Wirbelsäule und schauen Sie schräg nach vorne.

Übung 3

Tipp: Wenn Sie keine Schmerzen verspüren, darf die Lendenwirbelsäule in dieser Position ganz gestreckt werden. Die Aktivität der Rückenstrecker-Muskeln ist dann am größten. Eine aktive Überstreckung gegen Widerstand ist bei einer gesunden Wirbelsäule bedenkenlos. Ein passives Hohlkreuz, zum Beispiel beim Stehen, sollte jedoch vermieden werden.

Ausgangsstellung

1 Setzen Sie sich zunächst auf den Ball. Gehen Sie mit kleinen Schritten nach vorne, und neigen Sie sich kontrolliert nach hinten, ohne ganz vom Ball abzurutschen.

2 Bleiben Sie mit Ihren Schultern und Ihrem Kopf auf dem Ball liegen, und stützen Sie sich mit den Beinen ab.

Endstellung

3 Strecken Sie Ihre Hüfte und Ihren Rücken, bis Ihre Oberschenkel und der Rücken eine Linie bilden. Halten Sie diese Position über die empfohlene Belastungsdauer. Kontrollieren Sie den Ball, und halten Sie ihn möglichst ruhig. Atmen Sie gleichmäßig weiter, und halten Sie nicht die Luft an.

Belastungs-steuerung	Belastungszeit: 30–45 Sek. • Sätze: 4–6 Pausen: 45–60 Sek. • Trainingseinheiten: 5

Abschlusstest

Bestanden: Wenn Sie beim sechsten Satz noch in der Lage sind, länger als 60 Sekunden die korrekte Position zu halten.

- Weiter zu Übung 4.
- Andernfalls noch fünf Trainingseinheiten absolvieren.

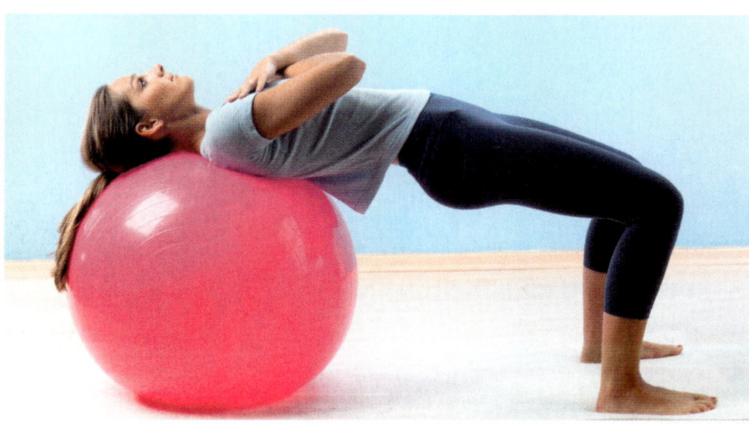

Endstellung – um die Balance zu halten, überkreuzen Sie die Arme vor dem Körper.

Übung 4

Ausgangsstellung

1 Legen Sie sich von vorne mit dem Becken auf den Ball. Stützen Sie sich mit Ihren Fußsohlen an einer Wand ab. Die Hüfte ist deutlich gebeugt, und die Oberschenkel berühren den Ball.

2 Legen Sie die Fingerkuppen an Ihren Hinterkopf, und halten Sie Ihren Kopf stabil in einer Linie mit der Wirbelsäule. Heben Sie den Oberkörper etwas vom Ball ab.

Sie haben das Gefühl, dass Sie sich nicht mehr verbessern? Bleiben Sie dabei, einen »toten Punkt« kann es immer mal für kurze Zeit geben. Je besser Sie werden, desto langsamer machen Sie Fortschritte.

Endstellung

3 Richten Sie nun Ihren Körper gleichmäßig nach oben auf, bis Ihr Gesäß und Ihr Rücken eine Linie bilden. Die Stellung der Beine und der Hüfte darf dabei nicht verändert werden. Das Gleiche gilt für die Position Ihres Kopfes.

4 Atmen Sie beim Aufrichten ein und beim anschließenden Absenken wieder aus.

Belastungssteuerung	Wiederholungen: 10–15 • Belastungszeit: 20–30 Sek. Sätze: 4–6 • Pausen: 60–90 Sek. • Trainingseinheiten: 5

Endstellung – eine bewusste und harmonische Bewegungsausführung ist für den Erfolg dieser Übungen sehr wichtig.

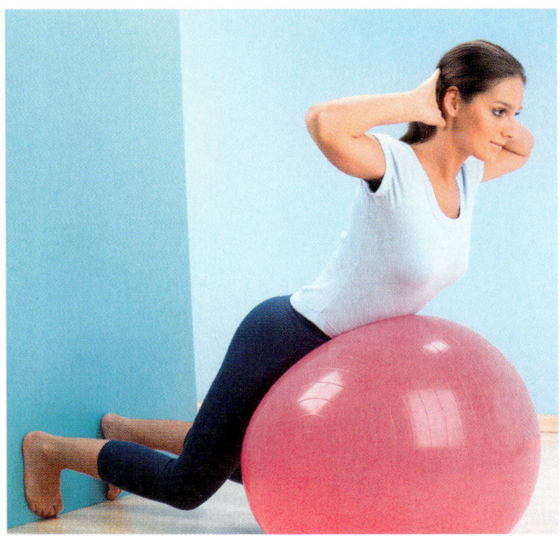

Wichtig: Kontrollieren Sie, ob Sie den Ball zu sehr bewegen. Eine Vor- und Rückbewegung zeigt Ihnen, ob Sie verstärkt mit den Beinen arbeiten und dadurch unbewusst Ihre Rückenmuskulatur entlasten.

Abschlusstest

Bestanden: Wenn Sie beim sechsten Satz 45 Sekunden trainieren können.

- Weiter zu Übung 5.
- Andernfalls noch fünf Trainingseinheiten absolvieren.

Übung 5

Ausgangsstellung

Kraft und Koordinationsfähigkeit sind die beiden Komponenten, die uns flüssige Bewegungen in der richtigen Haltung ermöglichen.

1 Legen Sie sich von vorne mit Ihrem Becken auf den Ball. Stützen Sie sich mit gebeugten Armen am Ball ab, und richten Sie Ihren Körper nach oben auf. Strecken Sie Ihren gesamten Körper, bis er eine Linie bildet.

2 Ziehen Sie Ihre Bauchdecke leicht ein, halten Sie Ihren Kopf in Verlängerung der Wirbelsäule, und schauen Sie schräg nach vorne.

Endstellung

3 Heben Sie nun ein Bein minimal vom Boden ab, und strecken Sie gleichzeitig den Arm der Gegenseite nach vorne.

4 Der gesamte Körper bildet eine Linie. Stabilisieren Sie Ihren Rücken, und versuchen Sie den Ball zu kontrollieren. Halten Sie diese Position über den vorgegebenen Zeitraum, und wechseln Sie nach der Pause auf die andere Seite.

Den Abschlusstest bestehen Sie, wenn Sie die korrekte Position beim sechsten Satz noch 45 Sekunden oder länger halten können.

Belastungs-steuerung	Belastungszeit: 20–30 Sek. • Sätze: 4–6 je Seite Pausen: 60–90 Sek. • Trainingseinheiten: 5

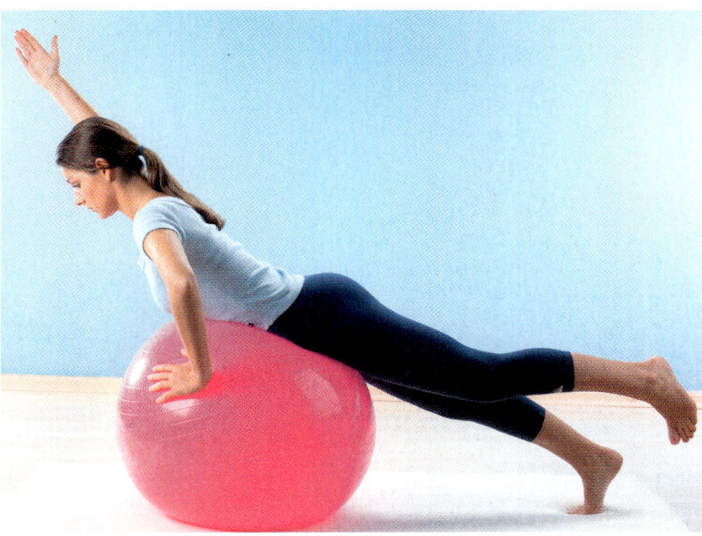

Variante

Diese Übung stärkt nicht nur auf sanfte Art die gesamte Rückenmuskulatur, sondern steigert auch die Koordinationsfähigkeit. Vereinfachend können Sie die Übung zunächst nur mit Arm- oder Beinheben durchführen und beides erst später miteinander kombinieren.

Übung 6

Ausgangsstellung

1 Setzen Sie sich zunächst auf den Ball. Gehen Sie mit kleinen Schritten nach vorne, und neigen Sie sich kontrolliert nach hinten.

2 Legen Sie sich mit Ihren Schultern und Ihrem Kopf auf den Ball, und stützen Sie sich mit den Beinen ab. Überkreuzen Sie die Arme vor dem Körper.

Endstellung

3 Strecken Sie Ihre Hüfte und Ihren Rücken, bis Ihre Oberschenkel und der Rücken eine Linie bilden. Heben Sie nun ein Bein vom Boden ab und winkeln es zum Körper an. Halten Sie Ihren Rücken und Ihre Hüfte gerade. Vermeiden Sie ein Absinken des Beckens.

4 Halten Sie diese Position über die empfohlene Belastungsdauer. Wechseln Sie nach der Pause das Bein. Kontrollieren Sie den Ball, und halten Sie ihn möglichst ruhig. Atmen Sie gleichmäßig, und halten Sie nicht die Luft an.

Diese Übung, eine Weiterführung von Übung 3, erfordert ein Höchstmaß an Kraft und Koordination. Zur Erleichterung und zum Erlernen können Sie den Ball seitlich an einer Wand abstützen.

Belastungssteuerung	Belastungszeit: 15–20 Sek. • Sätze: 4–6 je Seite, abwechselnd • Pausen: +30 Sek. • Trainingseinheiten: 5

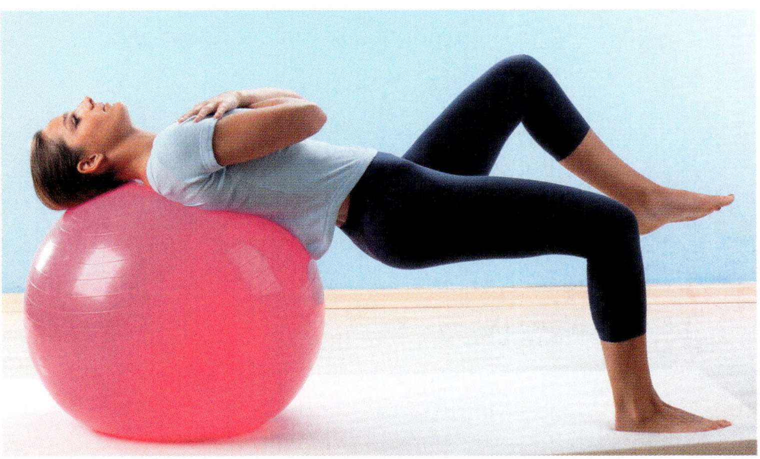

Abschlusstest: Wenn Sie beim sechsten Satz noch auf beiden Seiten die Position länger als 30 Sekunden halten können, machen Sie weiter mit der letzten Übung.

Übung 7 – Finale

Ausgangsstellung

Kontrollieren Sie während der Übung die Position des Balles. Er darf nicht bewegt werden. Eine Vor- und Rückbewegung zeigt, ob Sie zu sehr mit den Beinen arbeiten und dadurch unwillkürlich Ihre Rückenmuskulatur entlasten.

1 Legen Sie sich von vorne mit dem Becken auf den Ball. Stützen Sie sich mit Ihren Fußsohlen an einer Wand ab. Setzen Sie dazu die Füße etwa eine Fußlänge über dem Boden auf. Die Hüfte ist leicht gebeugt, und die Oberschenkel berühren den Ball.

2 Legen Sie die Fingerkuppen an Ihren Hinterkopf, und halten Sie den Kopf in einer Linie mit der Wirbelsäule. Heben Sie einen Fuß von der Wand ab und den Oberkörper etwas nach oben an.

Endstellung

3 Richten Sie nun Ihren Körper gleichmäßig nach oben auf, bis Ihr Gesäß und Ihr Rücken eine Linie bilden, und drehen Sie den Oberkörper auf die Seite des Standbeines. Die Stellung der Beine und der Hüfte darf dabei nicht verändert werden; das Gleiche gilt für die Position Ihres Kopfes.

4 Atmen Sie beim Aufrichten ein und beim anschließenden Absenken wieder aus. Wechseln Sie nach der Pause das Standbein.

Belastungssteuerung	Wiederholungen: 10–15 • Belastungszeit: 20–30 Sek. Sätze: 4–6 je Seite • Pausen: 60–90 Sek. • Einheiten: 5-10

Abschlusstest

Wenn Sie beim sechsten Satz in der Lage sind, 45 Sekunden zu trainieren, ist Ihre Rückenmuskulatur in einem Top-Zustand.

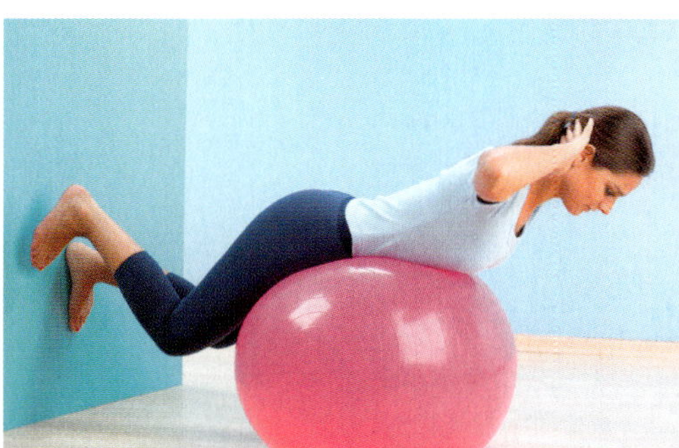

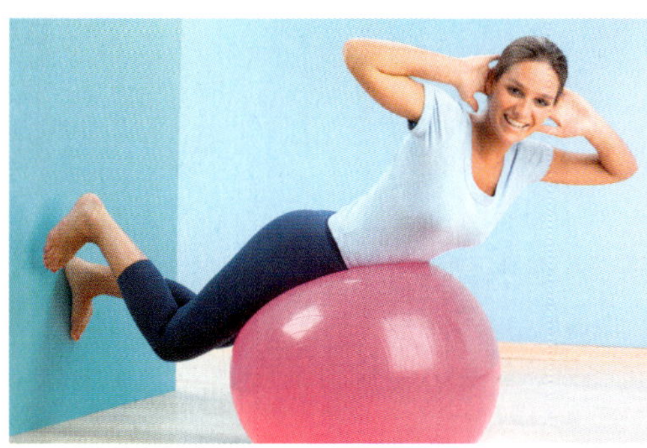

Ausgangsstellung – Endstellung. Wechseln Sie nach der Pause die Seite.

Trainingsprogramm für den seitlichen Muskelbereich

Die folgende letzte Übungsreihe trainiert Ihre seitliche Rumpfstabilität. Beteiligt am seitlichen (lateralen) Muskelbereich sind die seitliche Rückenmuskulatur, schräge Bauchmuskulatur und Gesäßmuskulatur.

Synchron-Arbeit

Sie kennen das Problem: Tragen Sie beispielsweise mit der rechten Hand eine schwere Tasche oder einen Koffer, muss die linke Körperseite ganze Arbeit leisten, um stabil und aufrecht zu bleiben. Manche Bewegungsabläufe kann man optimieren (mehr dazu im Sonderprogramm ab Seite 63). Aber viele Tätigkeiten im Alltag und Sport sind zwangsläufig »einseitig«.

Ihre Muskulatur muss in diesem Bereich voll funktionsfähig sein, um Scherkräfte zu vermeiden und Ihre Wirbelsäule zu schützen. Die gesamte Rumpfmuskulatur ist bei solchen Bewegungsabläufen in Aktion - die Rücken- und Bauchmuskulatur bildet eine funktionelle Einheit, welche durch die Gesäßmuskulatur noch unterstützt wird.

Eine verbesserte Koordination zwischen den Synchron-Partnern bilden unsere Übungen mit Unterstützung des Gymnastikballes aus. Trainieren Sie auch diesen letzten Zyklus wie die vorhergehenden beginnend bei Übung 1.

Wichtige Partner

Die schrägen Bauchmuskeln (→ Seite 39) ermöglichen eine Drehung sowie das Zur-Seite-Neigen des Rumpfes. Dabei arbeitet der innere schräge Anteil der einen Seite mit dem äußeren Anteil der anderen Körperseite synchron. Bei den Rückenmuskeln unterscheidet man die langen Rückenmuskeln, die sich über mindestens sieben Wirbel ziehen und eher an der Oberfläche liegen, und die tief an der Wirbelsäule liegenden mittellangen und kurzen Rückenmuskeln. Die Rückenmuskeln stabilisieren die Wirbelsäule und vermeiden schädigende Kräfte auf die einzelnen Bewegungssegmente.

Übung 1

Tipp: Fällt es Ihnen zu schwer, die Balance zu halten, können Sie zunächst den Ball seitlich an einer Wand abstützen.

Ausgangsstellung

1 Legen Sie sich seitlich mit der Taille auf den Ball, und stützen Sie sich mit den Händen darauf ab.

2 Heben Sie den Oberkörper vom Ball ab, bis der gesamte Körper eine Linie bildet. Halten Sie den Kopf in Verlängerung der Wirbelsäule, und machen Sie ein Doppelkinn.

Endstellung

3 Heben Sie nun zusätzlich das obere Bein etwas nach oben ab. Versuchen Sie Ihren Rumpf optimal zu stabilisieren und den Ball möglichst ruhig zu halten.

4 Halten Sie diese Position über die empfohlene Zeitdauer. Die Arbeitsweise ist isometrisch (→ Seite 34).

5 Wechseln Sie nach jedem Durchgang ohne Pause auf die andere Seite. Atmen Sie gleichmäßig, und halten Sie nicht die Luft an.

Belastungssteuerung	Belastungszeit: 30–45 Sek. • Sätze: 4–6 je Seite • Pausen: abwechselnd rechts/links • Trainingseinheiten: 5

Endstellung – diese dynamische Übung trainiert gleichzeitig die gesamte Beinmuskulatur.

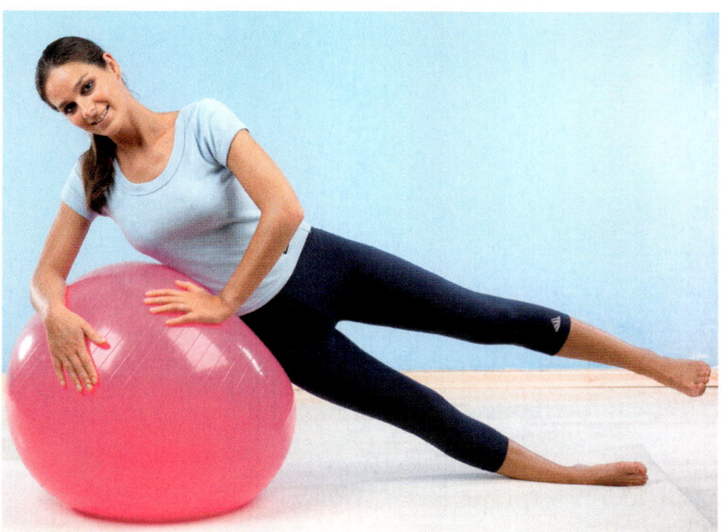

Abschlusstest

Bestanden: Wenn Sie nach fünf Sätzen die Endstellung noch 60 Sekunden oder länger halten können. Das sollte natürlich auf beide Seiten zutreffen; nicht immer ist das der Fall.

- Weiter zu Übung 2.
- Andernfalls noch fünf Trainingseinheiten absolvieren.

Übung 2

Ausgangsstellung

1 Legen Sie sich seitlich mit der Taille auf den Ball, und stützen Sie sich mit dem unteren Arm ab. Heben Sie den Oberkörper vom Ball an, bis der gesamte Körper eine Linie bildet.

2 Strecken Sie den oberen Arm nach oben, und halten Sie den Kopf in Verlängerung der Wirbelsäule. Machen Sie ein Doppelkinn. Heben Sie zusätzlich das obere Bein etwas nach oben ab.

Endstellung

3 Bewegen Sie nun das obere Bein langsam nach vorne und nach hinten.

4 Wechseln Sie nach jedem Durchgang ohne Pause auf die andere Seite. Atmen Sie gleichmäßig, und halten Sie nicht die Luft an.

Wichtig: Die Kunst der Übung liegt darin, den Rumpf optimal zu stabilisieren und den Ball möglichst ruhig zu halten.

Belastungs-steuerung	Wiederholungen: 15–20 • Belastungszeit: 30–45 Sek. Sätze: 4–6 je Seite • Pausen: abwechselnd rechts/links Trainingseinheiten: 5

Abschlusstest

Bestanden: Wenn Sie die korrekte Position auf beiden Seiten beim sechsten Satz noch 60 Sekunden halten können.

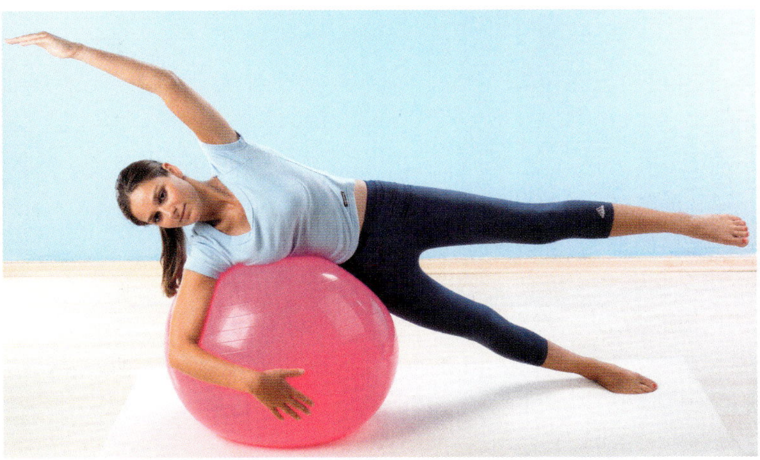

Endstellung – wenn Sie den Abschlusstest für diese Übung bestanden haben, gehen Sie weiter zu Übung 3, andernfalls absolvieren Sie weitere fünf Trainingseinheiten.

Übung 3

Ausgangsstellung

Wichtig: Atmen Sie gleichmäßig, und halten Sie nicht die Luft an – atmen Sie beim Hochgehen ein und anschließend wieder aus.

1 Legen Sie sich seitlich mit der Taille auf den Ball, und stützen Sie sich mit dem unteren Fuß an einer Wand ab. Stellen Sie das obere Bein angebeugt am Boden auf. Legen Sie Ihre Fingerkuppen an Ihren Hinterkopf, und drücken Sie die Ellbogen nach außen.

2 Heben Sie den Oberkörper etwas vom Ball an. Halten Sie den Kopf in Verlängerung der Wirbelsäule, und machen Sie ein Doppelkinn.

Endstellung

3 Heben Sie nun den Oberkörper seitlich nach oben an. Vermeiden Sie dabei ruckartige Bewegungen, und achten Sie darauf, dass der Ball nicht mitbewegt wird.

4 Wechseln Sie nach jedem Durchgang ohne Pause auf die andere Seite.

Belastungssteuerung	Wiederholungen: 15–20 • Belastungszeit: 30–45 Sek. Sätze: 4–6 je Seite • Pausen: abwechselnd rechts/links Trainingseinheiten: 5

Endstellung – hier ist es besonders wichtig, auf eine harmonische Bewegung zu achten, um die richtigen Muskelgruppen anzusprechen.

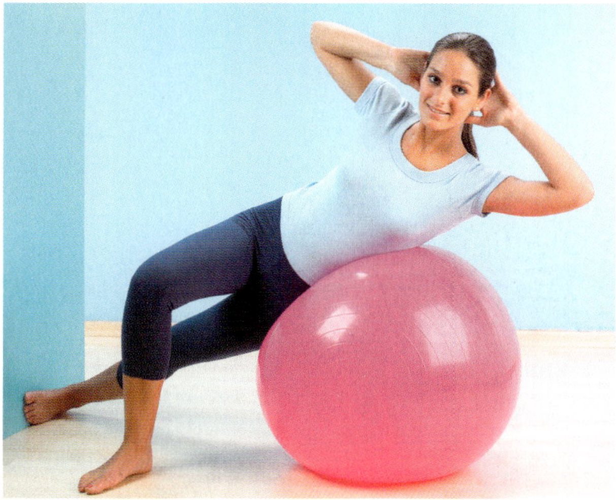

Abschlusstest

Absolvieren Sie je Seite fünf Sätze mit jeweils 45 Sekunden Belastungsdauer. Versuchen Sie beim sechsten Satz den Oberkörper so oft wie möglich nach oben zu beugen.

- Bestanden haben Sie, wenn Sie die korrekte Bewegung ohne Schwung länger als 60 Sekunden wiederholen können (auf jeder Seite).

Übung 4

Ausgangsstellung

1 Legen Sie sich seitlich auf den Boden. Unterlagern Sie Ihre Schultern mit einer kleinen Handtuchrolle. Legen Sie Ihre Füße auf den Ball. Beide Beine sind dabei gestreckt und in Schrittstellung. Das untere Bein ist nach vorne versetzt, das obere nach hinten.

2 Stützen Sie sich mit dem oberen Arm vor dem Körper ab.

Endstellung

3 Heben Sie nun das Becken vom Boden ab, bis der gesamte Körper eine Linie bildet. Halten Sie Ihren Rumpf stabil, und kontrollieren Sie den Ball.

Belastungs-steuerung	Belastungszeit: 20–30 Sek. • Sätze: 4–6 je Seite Pausen: abwechselnd + 30 Sek. • Trainingseinheiten: 5

Wichtig: Diese Übung mutet akrobatisch an und erfordert Ihre volle Konzentration und Körperspannung. Vergessen Sie nicht, während der ganzen Übung gleichmäßig und ruhig weiterzuatmen.

Abschlusstest

Absolvieren Sie je Seite fünf Sätze mit jeweils 30 Sekunden Belastungsdauer. Bestanden haben Sie, wenn Sie die Endstellung dann noch länger als 45 Sekunden halten können.

- Weiter zu Übung 5.
- Andernfalls noch fünf Trainingseinheiten absolvieren.

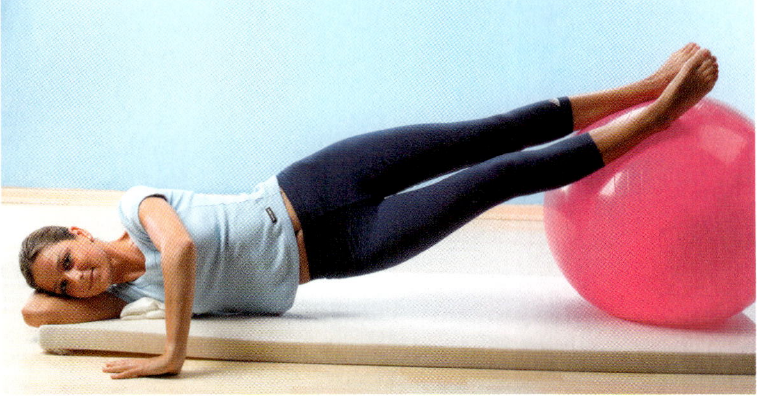

Schulen Sie mit diesen Übungen auch Ihr Körpergefühl und spüren Sie genau hin, welche Muskeln gerade arbeiten.

Übung 5

Ausgangsstellung

1 Legen Sie sich seitlich auf den Boden, und stützen Sie sich mit dem oberen Arm vor dem Körper ab.

2 Fixieren Sie den Ball zwischen Ihren Unterschenkeln, und heben Sie ihn minimal vom Boden ab.

Endstellung

Wichtig: Der Rumpf darf bei der Bewegung des oberen Beines nicht mitbewegt werden. Halten Sie den Rumpf stabil, indem Sie zusätzlich die Bauchdecke leicht einziehen.

3 Halten Sie die oben beschriebene Position, und versuchen Sie nun mit dem oberen Bein den Ball langsam nach vorne und nach hinten zu bewegen.

Belastungs-steuerung	Wiederholungen: 12–15 • Belastungszeit: 20–30 Sek. Sätze: 4–6 je Seite • Pausen: abwechselnd rechts/links Trainingseinheiten: 5

Abschlusstest

Absolvieren Sie je Seite fünf Sätze mit jeweils 30 Sekunden Belastungsdauer. Bestanden haben Sie, wenn Sie die Endstellung dann noch länger als 45 Sekunden halten können.

- Weiter zu Übung 6.
- Andernfalls noch fünf Trainingseinheiten absolvieren.

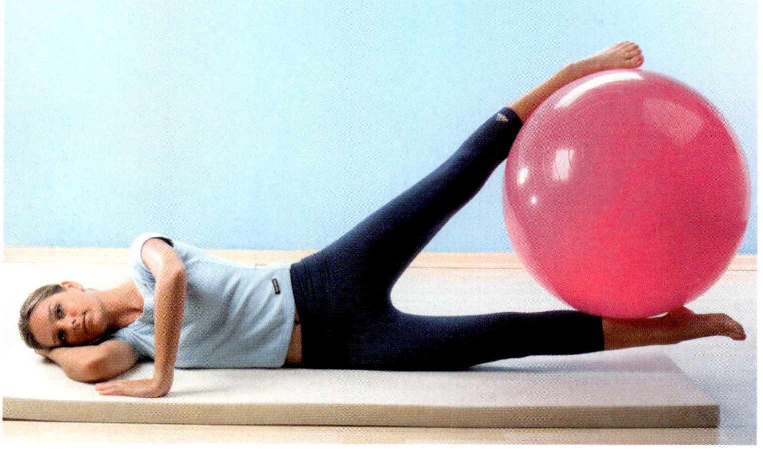

Mit der korrekten Ausführung dieser raffinierten Übung bekommen Sie einen garantierten Verschlankungs-Effekt für Beine und Po!

Übung 6

Ausgangsstellung

1 Stützen Sie sich seitlich mit dem Unterarm auf den Ball. Halten Sie sich mit der anderen Hand am Ball fest. Die Beine sind gestreckt.

2 Stützen Sie sich in Schrittstellung an einer Wand ab. Das obere Bein ist vorne, das untere Bein ist hinten aufgestellt. Halten Sie den Kopf stabil in Verlängerung der Wirbelsäule. Machen Sie dabei ein Doppelkinn.

Inzwischen merken Sie sicher schon im Alltag, dass Ihre Rumpfmuskulatur gestärkt ist, und Sie viele Bewegungsabläufe leichter bewältigen.

Endstellung

3 Heben Sie nun langsam das Becken nach oben an, bis Ihr gesamter Körper eine Linie bildet.

Belastungssteuerung	Wiederholungen: 10–15 • Belastungszeit: 12–20 Sek. Sätze: 4–6 je Seite • Pausen: abwechselnd +30 Sek. Trainingseinheiten: 5

Abschlusstest

Bestanden: Wenn Sie nach fünf Sätzen die Endstellung noch auf beiden Seiten länger als 30 Sekunden halten können.

- Weiter zur letzten Übung.
- Andernfalls noch fünf Trainingseinheiten absolvieren.

Halten Sie die beschriebene Stellung über die empfohlene Belastungszeit.

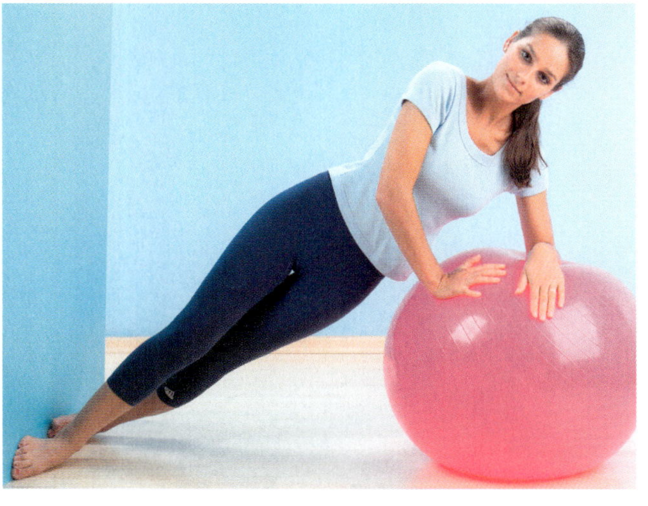

Wirkung

Mit dieser isometrischen Übung arbeiten Sie an mehreren Muskelbereichen gleichzeitig, zum Beispiel an der Bein-, aber auch der Arm- und Schultermuskulatur, und setzen Ihre ganze Muskelkraft gegen die Schwerkraft ein.

Übung 7 – Finale

Ausgangsstellung

Tipp: Atmen Sie gleichmäßig, und halten Sie nicht die Luft an. Atmen Sie beim Hochgehen ein und anschließend wieder aus.

1 Legen Sie sich seitlich mit der Taille auf den Ball, und stützen Sie sich mit dem unteren Fuß an einer Wand ab. Heben Sie das obere Bein vom Boden ab.

2 Legen Sie Ihre Fingerkuppen an Ihren Hinterkopf, und drücken Sie die Ellbogen nach außen. Heben Sie den Oberkörper etwas vom Ball ab. Halten Sie den Kopf in einer Linie mit der Wirbelsäule, und machen Sie ein Doppelkinn.

Endstellung

3 Heben Sie nun den Oberkörper seitlich nach oben an. Vermeiden Sie dabei ruckartige Bewegungen und achten Sie darauf, dass der Ball nicht mitbewegt wird.

4 Wechseln Sie nach jedem Durchgang nach einer Pause von maximal 30 Sekunden auf die andere Seite.

Belastungs-steuerung	Wiederholungen: 10–15 • Belastungszeit: 20–30 Sek. Sätze: 4–6 je Seite • Trainingseinheiten: 5

Diese Übung ist eine Weiterführung von Übung 3 und zeigt Ihnen deutlich Ihre Fortschritte in diesem Bereich!

Abschlusstest

Sind Sie in der Lage, nach fünf Sätzen die korrekte Bewegung ohne Schwung auf beiden Seiten länger als 45 Sekunden zu wiederholen, haben Sie den finalen Test bestanden. Ihre seitliche Rumpfmuskulatur ist nun in Top-Form.

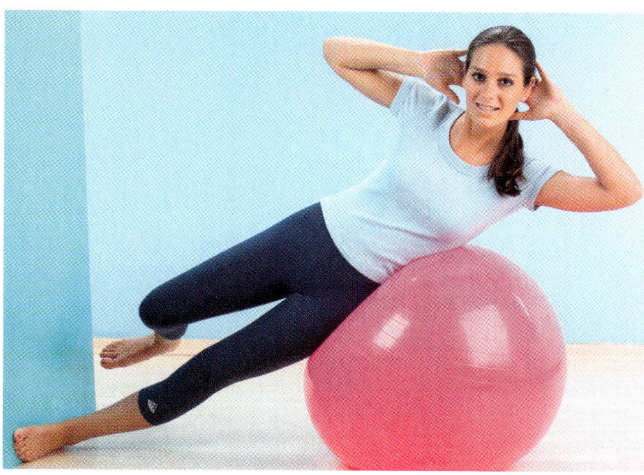

- Bleiben Sie weiterhin aktiv und versuchen Sie, Ihren aktuellen Leistungsstand zu halten. Variieren Sie die gezeigten Übungen nach Bedarf.

Sonderprogramm Heben, Tragen und Stehen

Das folgende Übungsprogramm stärkt Ihre Bein-, Gesäß- und Rückenmuskulatur und leitet mit Hilfe des Gymnastikballes zu einer korrekten Bückbewegung an.

Ideal für Steh-Berufe

Die Belastung für die Lendenwirbelsäule ist im Stehen höher als im Sitzen. Menschen, die viel und lange stehen müssen, sollten die gesamte Streckmuskulatur inklusive der Beine trainieren.

Stehen Sie dynamisch, das heißt nicht steif mit durchgestreckten Beinen. Leicht gebeugte Knie sorgen für die richtige Stellung des Beckens und eine aktive Körperhaltung.

Tipps fürs lange Stehen

Jeder Bewegungswechsel ist ein Gewinn für Ihren Körper. Verlagern Sie so oft wie möglich das Gewicht von einem auf das andere Bein. Dies sollte nicht nur zufällig geschehen, machen Sie es sich zur Gewohnheit. Es fördert den Blutrückfluss und reguliert den Muskeltonus Ihrer Bein-, Gesäß- und Rumpfmuskulatur.

Aktives Stehen und Gehen mit dem MBT

MBT ist die Abkürzung für Masai Barfuß Technologie. Es handelt sich hier um einen speziell entwickelten Schuh, der ein völlig neues Ge(h)fühl ermöglicht. Diese einzigartige Spezialkonstruktion verwandelt den härtesten Alltagsboden in einen weichen elastischen Naturboden und vermittelt dadurch das Gefühl, man gehe barfuß im Sand.

Die außergewöhnliche Formung der Sohle aktiviert Ihre aufrechte Haltung und trainiert im Alltag Schritt für Schritt Ihre Bein-, Gesäß- und Rumpfmuskulatur. Der MBT-Schuh dehnt, kräftigt, durchblutet und entspannt bei jedem Schritt und entlastet dabei Ihre Gelenke. Er ist daher das ideale Trainingsgerät für Personen, die viel gehen und stehen müssen.

Richtiges Heben und Tragen lernen

Ein starker Rücken entlastet gleichzeitig die Bandscheiben. Unser Trainingsprogramm für die Bauch-, Rumpf- und Rückenmuskulatur leistet Ihnen also bei der Vorbeugung gute Dienste.

Es ist erstaunlich, zu welchen außergewöhnlichen Höchstleistungen unsere Wirbelsäule in der Lage ist. Denken Sie nur an die Gewichtheber. Innerhalb von Bruchteilen einer Sekunde wird das Mehrfache des eigenen Körpergewichts in die Höhe gestemmt. Mit solchen Massen haben wir im Regelfall im Alltag nichts zu schaffen. Zum Glück! Aber bereits geringere Lasten wie die eines Getränkekastens erhöhen die Druck- und Scherbelastung auf unsere Wirbelsäule enorm. Neben einer hohen Leistungsfähigkeit unserer Rücken- und Rumpfmuskulatur sorgt der richtige Bewegungsablauf für die nötige Entlastung der Wirbelsäule. Wie beim Gewichtheber kommt es auf die richtige Technik an, die wir im Folgenden trainieren.

Die Bandscheiben schützen

Zwischen je zwei Wirbelkörpern unserer Wirbelsäule wirken die Bandscheiben als Stoßdämpfer. Fehlbelastungen, etwa durch ruckartiges Anheben einer schweren Last, können den Bandscheibenkern an einer Stelle zusammenquetschen. Im schlimmsten Fall kann das zum Bandscheibenvorfall führen, das heißt der Bandscheibenkern springt aus seinem schützenden Ring, und dessen Fasern reißen.

Die Grundregeln

Heben und tragen Sie Gewichte und Lasten so dicht wie möglich am Körper. Je weiter Sie die Last vom Körper entfernt halten, umso größer ist die Hebelwirkung, und Ihre Bandscheiben werden stärker belastet.

- Verteilen Sie die Gewichte nach Möglichkeit auf beide Arme. Die symmetrische Belastung schont die Gelenke.
- Stabilisieren Sie beim Bücken und Heben aktiv Ihren Rücken: Halten Sie Ihre Wirbelsäule gerade, und beugen Sie Ihre Hüft- und Kniegelenke.

Bücktraining

Mit dieser Übung erlernen Sie einen optimalen Bewegungsablauf, den Sie jederzeit im Alltag einsetzen können.

Tipp: Achten Sie auf die korrekte Stellung Ihrer Knie. Ihre Fußspitzen und die Kniemitte sollten immer eine Linie bilden. Von oben betrachtet sollten Ihre Knie während der gesamten Übung hinter den Fußspitzen sein. Auf diese Weise trainieren Sie ideal Ihre Muskulatur und schonen Ihre Gelenke.

Ausgangsstellung

1 Stellen Sie sich mit dem Rücken etwa eine Schrittlänge entfernt zu einer Wand. Fixieren Sie den Ball mit Ihrer Lendenwirbelsäule an der Wand, und stützen Sie Ihre Hände auf den Ball. Halten Sie Ihre Hüfte und Beine leicht gebeugt. Die Beine sind dabei gegrätscht, Ihre Knie zeigen diagonal nach außen.

Endstellung

2 Gehen Sie nun gleichmäßig in die Hocke, indem Sie Ihre Beine beugen und Ihr Gesäß nach unten in Richtung Wand bewegen.
3 Halten Sie Ihren Rücken gerade und achten Sie darauf, dass der Ball die Position an der Lendenwirbelsäule nicht verändert.

Belastungssteuerung	**Für Anfänger** Wiederholungen:10–15 • Belastungsdauer: 20–30 Sek. Sätze: 4–6 • Pause: 30–60 Sek.

Belastungssteuerung	**Für Fortgeschrittene und Könner** Wiederholungen: 15–20 • Belastungsdauer: 30–45 Sek. Sätze: 4–6 • Pause: 30–45 Sek.

Tipps aus der Rückenschule

Fließende und ruhige Bewegungen sind das A und O für eine Gesunderhaltung der Bandscheiben. In den »Rückenschulen« für Patienten mit Rückenleiden werden deshalb Bewegungsabläufe wie die hier vorgestellten gezielt trainiert. Darüber hinaus gibt es einige Empfehlungen für den Alltag, die Sie zur Vorbeugung oder zur begleitenden Therapie beherzigen sollten.

Bücktraining mit dem Ball.

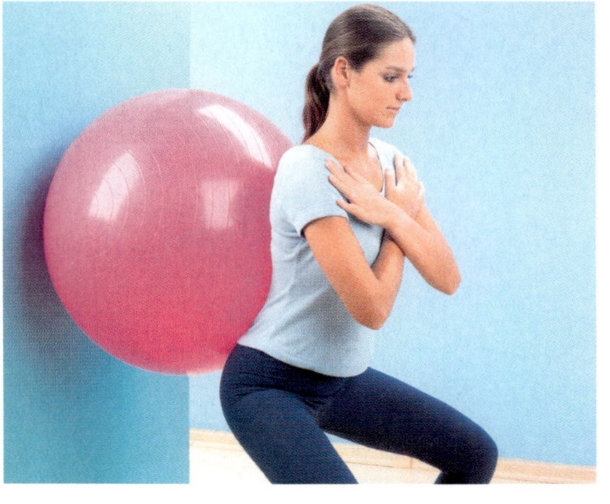

- Praktizieren Sie auch zwischendurch die Stufenlagerung, die wir Ihnen auf Seite 81 vorstellen. Sie entlastet die Wirbel und Bandscheiben.
- Stellen Sie sich öfters aufrecht mit bewusst hängenden Schultern und Armen hin, und richten Sie sich dann ganz allmählich, Wirbel für Wirbel, wieder gerade auf.
- Gehen Sie schwimmen, und bevorzugen Sie Sportarten mit ruhigen Bewegungen wie Tai Chi und Yoga.
- Achten Sie, gerade beim Sport, auf gutes und rückenfreundliches Schuhwerk, eventuell mit Einlagen, um Fehlstellungen auszugleichen.

Variante

Variante der vorhergehenden Übung zum richtigen Bücken.

Wenn Sie die gezeigte Übung gut beherrschen, können Sie das Ganze auch einbeinig absolvieren. Diese Variante erfordert mehr Kraft und besseres Gleichgewichtsgefühl.

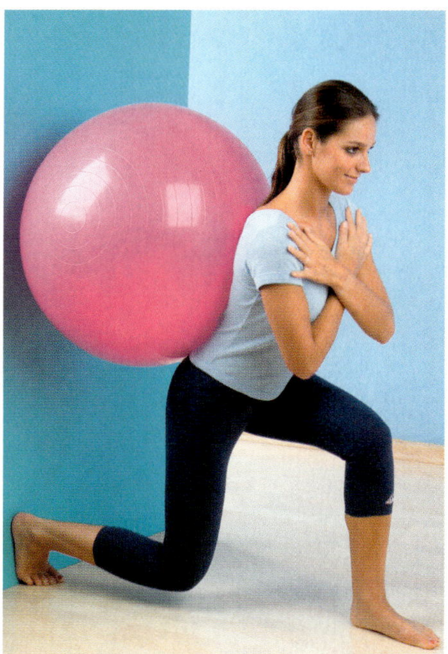

Ausgangsstellung

1 Fixieren Sie mit dem unteren Rücken den Gymnastikball an der Wand, und legen Sie Ihre Arme auf den Ball.

2 Machen Sie einen Ausfallschritt nach vorne, und stützen Sie sich mit dem hinteren Fuß an der Wand ab. Drücken Sie so wenig wie möglich gegen den Ball.

Endstellung

3 Beugen Sie nun beide Beine, bis das hintere Knie knapp über dem Boden ist. Halten Sie Ihren Rücken gerade, und schieben Sie Ihr Gesäß etwas unter den Ball. Achten Sie darauf, dass der Ball nicht nach oben oder unten rollt.

4 Trainieren Sie abwechselnd beide Seiten.

Aktivprogramm Halswirbelsäule

Sitzen im Büro, sitzen im Auto, sitzen vor dem Fernseher oder vor dem Computer ... da ist Bewegung ein lebenswichtiger Ausgleich. Wie es um das Sitzen selbst bestellt ist, erfahren Sie hier - denn wenn schon sitzen, dann richtig!

Aktiv gegen monotone Haltungen

Wir sind wirklich »sesshaft« geworden. Bis zu 80 000 Stunden sitzt der moderne Mensch während seines Arbeitslebens. Die Auswirkungen spüren fast 80 Prozent der Bevölkerung. Neben Beschwerden der Lendenwirbelsäule leidet fast jeder Sitz-Berufler an Verspannungen und Schmerzen im Nackenbereich. Die sitzenden Tätigkeiten selbst werden kaum zu ändern sein. Wappnen Sie sich deshalb gegen die einseitigen Belastungen des Büro-Alltags, und stärken Sie zusätzlich die Muskulatur Ihrer Halswirbelsäule. Denn sie trägt eine schwere Last. Unsere zentrale Schaltstelle, der Kopf, wiegt etwa sieben Prozent unseres Körpergewichts. Ein 70 Kilogramm schwerer Mensch hat demnach ein Kopfgewicht von etwa fünf Kilogramm. Bei einem langen Sitz-Tag kann das ganz schön schwer werden.

Wenn Sie zusätzlich in einem Fitnessstudio trainieren, verwenden Sie den »Haltungsstabilisator« mit Übungen zur Kräftigung der aufrichtenden Muskulatur.

RICHTIG SITZEN AM COMPUTER

Die Bildschirmarbeit stellt besondere Anforderungen an unseren Körper. Achten Sie darauf, dass die Tischhöhe optimal an Ihre Körpergröße angepasst ist und dass Ihr Monitor den gesundheitlichen Anforderungen genügt. Machen Sie außerdem folgenden Sitz-Check:

- Ist Ihr Po der hinterste Teil Ihres Körpers?
- Sind Ihre Schultern entspannt?
- Ist Ihr Hinterkopf gestreckt?
- Zeigt Ihre Blickrichtung zum Monitor etwa 35 Grad nach unten?
- Ist Ihr Brustkorb aufgerichtet?
- Stehen Ihre Füße ganz am Boden auf?

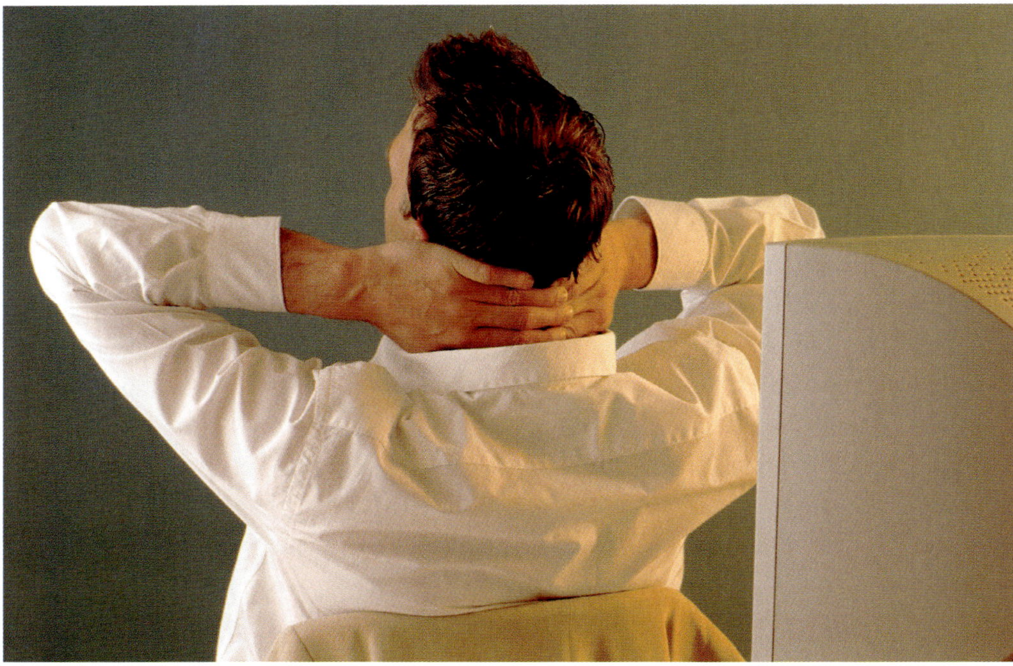

Eine verspannte Haltung vor dem Bildschirm führt häufig zu Problemen im Bereich der Nackenwirbelsäule.

Aktiv-Strategien für »Dauer-Sitzer«

Erinnern Sie sich, was wir vorne über einseitige Haltungen sagten? Vielleicht hat auch Ihr Haltungs-Test (→ Seite 22) ein Warnsignal ausgelöst. Wenn Sie beruflich viel sitzen müssen, sitzen Sie aktiv! Wechseln Sie häufig die Sitzposition. Aktivität und Bewegung erhöhen die Durchblutung und verbessern die Nährstoff- und Sauerstoffversorgung der Muskulatur. Das sorgt für besseren Muskeltonus und beugt Verspannungen vor.

Auch wer von Berufs wegen viel Sitzen muss, kann durch häufiges Ändern der Sitzposition und regelmäßiges Rückentraining Schäden an der Wirbelsäule vorbeugen.

- Legen Sie ab und zu die Beine hoch. Durch die veränderte Sitzposition verbessern Sie den Blutstrom zum Herzen. Zudem unterbrechen Sie Ihre Haltungsmonotonie.
- Trainieren Sie gezielt Ihre Rückenmuskulatur nach unseren Übungen, und absolvieren Sie regelmäßig das folgende Programm für die Halswirbelsäule. Eine leistungsfähige Muskulatur sorgt für mehr Belastungstoleranz und einen schmerzfreien Alltag.

Aktives Sitzen mit dem Gymnastikball

Eine erste Maßnahme: Tauschen Sie Ihren Bürostuhl gegen einen Gymnastikball aus. Er fördert Ihren Gleichgewichtssinn und aktiviert verstärkt Ihre Bein- und Rückenmuskulatur. Spielerisch werden Sie animiert, Ihre Sitzposition regelmäßig zu verändern. Ihr Rücken wird es Ihnen jedoch schon bald danken. Durch ständigen Einsatz Ihres aktiven Bewegungsapparates entlasten Sie Ihre Wirbelsäule und können Rückenschmerzen effektiv vorbeugen.

- Gewöhnen Sie sich schrittweise an das aktive Sitzen. Bei zu langem Einsatz über mehrere Stunden werden Sie spüren, dass eine dauerhafte Zufuhr von geringer Belastung Ihre Muskulatur ermüden lässt. Deshalb empfehlen wir ähnlich wie bei einem schrittweisen Trainingsprogramm allmählich die Sitzdauer auf dem Gymnastikball zu steigern.

Das Training für die Halswirbelsäule

Die folgenden Übungen werden alle isometrisch ausgeführt. Das bedeutet, dass die Muskeln gezielt angespannt und anschließend wieder gelockert werden. Die Spannung wird erzielt, indem Sie aus unterschiedlichen Richtungen Druck auf die Wirbelsäule ausüben, bis die jeweilige Belastungszeit erreicht ist.

Ähnlich wie beim Rumpf wird auch die Halswirbelsäule von einem Muskelkorsett gestützt. Bei den folgenden Übungen gilt die Regel: Je besser Sie trainiert sind, je kräftiger Ihre Muskulatur bereits ist, desto mehr Druck können Sie ausüben. Die hier empfohlene Trainingsbelastung gilt für alle Übungen:

Eine Warnung vorweg: Oftmals ist die Belastung für diesen Bereich ungewohnt. Lieber langsam beginnen und stetig steigern, als das Training nach wenigen Einheiten mit Schmerzen abzubrechen!

Belastungs-steuerung	**Für Anfänger** Belastung/Druck: leicht-mittel • Dauer: 10–20 Sek. Sätze: 6–8 • Pause: 20–30 Sek.

Belastungs-steuerung	**Für Fortgeschrittene und Könner** Belastung/Druck: mittel-schwer • Dauer: 20–40 Sek. Sätze: 8–10 • Pausen: 20–30 Sek.

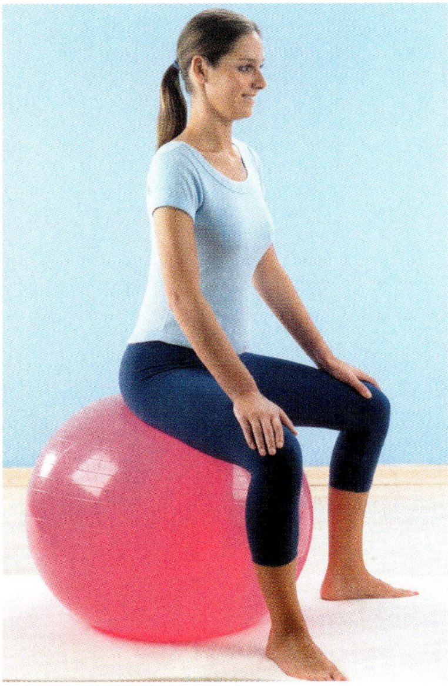

Die aufrechte Grundhaltung

Die folgende Sitzposition trainiert eine idealisierte Sitzhaltung. Diese Grundhaltung ist die Ausgangsstellung für die folgenden Übungen. Üben Sie zunächst diese Position für sich, und verbessern Sie dabei die Wahrnehmung Ihrer »Haltungsmuskeln«.

Grundstellung

1 Setzen Sie sich »aktiv« auf den Ball: Die Füße sind nach außen aufgestellt, Ihre Knie- und Hüftgelenke sind gebeugt.

2 Stemmen Sie nun Ihre Fußsohlen etwas gegen den Boden. Ihr Oberkörper richtet sich dadurch automatisch in eine aufrechte Körperhaltung.

3 Ziehen Sie die Bauchdecke leicht ein und schieben Sie den Brustkorb nach vorn. Blicken Sie nach vorne, und schieben Sie den Hinterkopf nach oben. Stützen Sie die Hände mit leichtem Druck auf Ihre Oberschenkel, und ziehen Sie dabei die Schultern aktiv nach unten in Richtung Ihrer Brustwirbelsäule.

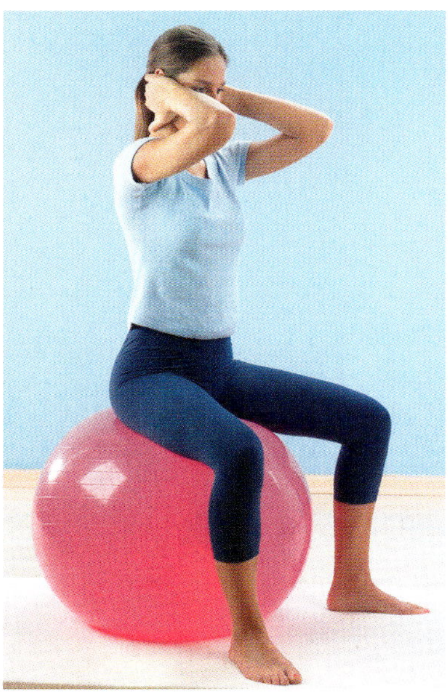

Übung 1

1 Nehmen Sie zunächst Ihre aktive Sitzposition ein. Die Hände werden so im Nacken gefaltet, dass die kleinen Finger mit dem Hinterhaupt abschließen. Die Ellbogen werden angehoben und zeigen nach vorne.

2 Drücken Sie nun kontinuierlich mit den Handflächen nach vorne, und drücken Sie gleich stark die obere Halswirbelsäule und den Hinterkopf in die Hände.

3 Der gegenseitige Widerstand wird zunehmend gesteigert, ohne dass Sie Arme oder Nacken bewegen.

Übung 2

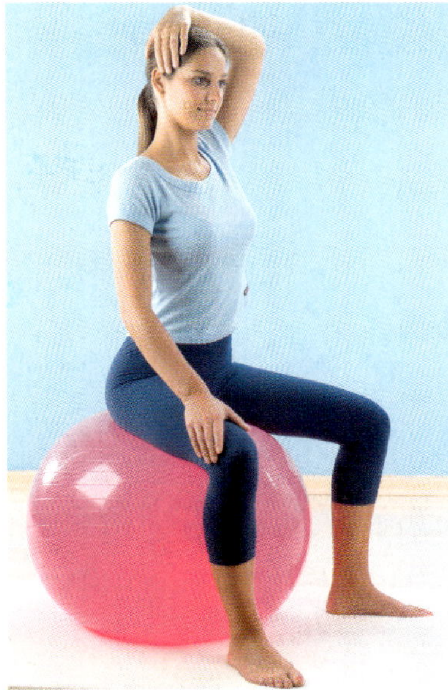

Diese Übung ist die Fortsetzung der vorherigen Übung, sie trainiert die seitliche Halsmuskulatur.

1 Nehmen Sie zunächst Ihre aufrechte Grundhaltung ein. Greifen Sie mit einer Hand über den Kopf auf die Gegenseite. Richten Sie den Blick nach vorne, und machen Sie ein Doppelkinn.

2 Mit der Hand dosieren Sie den Widerstand. Bauen Sie kontinuierlich Spannung auf, indem Sie seitlich einen gleich starken Druck zwischen Hand und Kopf ausüben.

3 Halten Sie die Stellung über den vorgegebenen Zeitraum. Während der Spannungsübung wird gleichzeitig der Kopfschub nach oben intensiviert.

4 Trainieren Sie abwechselnd beide Seiten.

Tipp Verspannungen im Nacken sind ein häufiges Übel, und kalte Zugluft tut ein Übriges. Sorgen Sie auf jeden Fall für gleichmäßige Wärme!

Übung 3

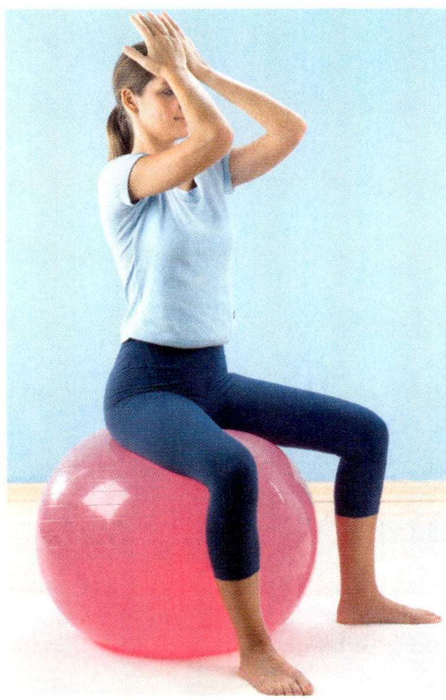

Diese Übung trainiert die vordere Halsmuskulatur und sorgt für zusätzliche Stabilität der Halswirbelsäule.

1 Setzen Sie sich auf den Ball. Nehmen Sie die aktive Grundposition ein.

2 Blicken Sie nach vorne, und legen Sie beide Hände von vorne an die Stirn. Die Ellbogen zeigen dabei nach vorne, die Schultern werden aktiv nach unten gezogen.

3 Versuchen Sie nun, den Kopf nach hinten wegzudrücken. Der Kopf hält dagegen, so dass sich nichts bewegt. Halten Sie die Spannung über die vorgegebene Zeit.

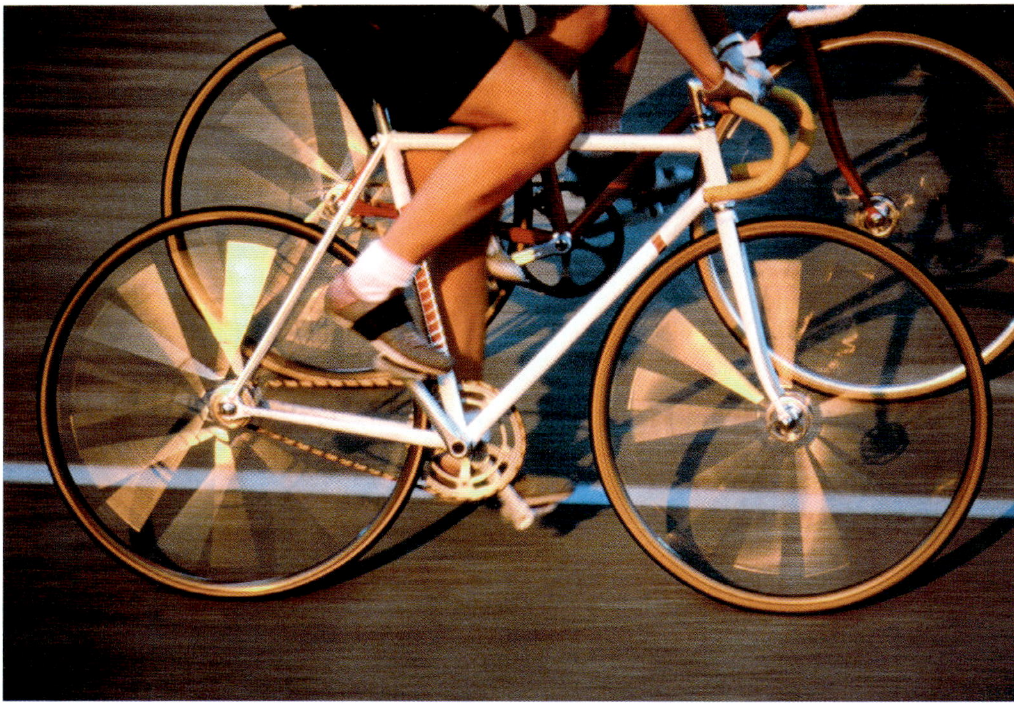

Ein Trainingsplan ist nicht nur für die Trainingseinheiten im Ausdauerbereich sinnvoll.

Ihr persönlicher Trainingsplan

Dokumentieren Sie Ihre Trainingstage und Ihre entsprechenden Testergebnisse im folgenden Trainingsplaner. So haben Sie Ihr Pensum übersichtlich vor Augen und wissen immer, welche Übungen gerade dran sind. Mit dem Trainingsplaner gibt es auch keine Entschuldigung für ein vergessenes Training. Nehmen Sie Ihren Trainingsplan am besten als Kopiervorlage und hängen ihn an einem Ort auf, wo Sie ihn regelmäßig sehen können.

Trainingspläne dienen der Erfolgskontrolle. Nutzen Sie dieses Instrument, um Ihre Einheiten einzuhalten und die Fortschritte zu kontrollieren.

So nutzen Sie Ihren Planer:

- Tragen Sie die jeweilige Übungsnummer ein: z. B. Übung 1
- Kreuzen Sie die Anzahl der absolvierten Einheiten an: ⊗
- Testergebnis: Notieren Sie die maximale Belastungsdauer im letzten Satz.

	Übungsreihe Bauch	Übungsreihe Rücken	Übungsreihe seitliche Rumpfmuskulatur
Übung ___	O O O O O	O O O O O	O O O O O
Testergebnis	Maximale Belastungsdauer _____ Sek.	Maximale Belastungsdauer _____ Sek.	Maximale Belastungsdauer _____ Sek.
Übung ___	O O O O O	O O O O O	O O O O O
Testergebnis	Maximale Belastungsdauer _____ Sek.	Maximale Belastungsdauer _____ Sek.	Maximale Belastungsdauer _____ Sek.
Übung ___	O O O O O	O O O O O	O O O O O
Testergebnis	Maximale Belastungsdauer _____ Sek.	Maximale Belastungsdauer _____ Sek.	Maximale Belastungsdauer _____ Sek.
Übung ___	O O O O O	O O O O O	O O O O O
Testergebnis	Maximale Belastungsdauer _____ Sek.	Maximale Belastungsdauer _____ Sek.	Maximale Belastungsdauer _____ Sek.
Übung ___	O O O O O	O O O O O	O O O O O
Testergebnis	Maximale Belastungsdauer _____ Sek.	Maximale Belastungsdauer _____ Sek.	Maximale Belastungsdauer _____ Sek.
Übung ___	O O O O O	O O O O O	O O O O O
Testergebnis	Maximale Belastungsdauer _____ Sek.	Maximale Belastungsdauer _____ Sek.	Maximale Belastungsdauer _____ Sek.
Übung ___	O O O O O	O O O O O	O O O O O
Testergebnis	Maximale Belastungsdauer _____ Sek.	Maximale Belastungsdauer _____ Sek.	Maximale Belastungsdauer _____ Sek.
Übung ___	O O O O O	O O O O O	O O O O O
Testergebnis	Maximale Belastungsdauer _____ Sek.	Maximale Belastungsdauer _____ Sek.	Maximale Belastungsdauer _____ Sek.

Finden Sie Ihre innere Balance

Sie haben nun die erste Säule Ihres Rückentrainings kennen gelernt – ein effektives Krafttraining zur Stärkung Ihrer Rückenmuskulatur. Nun folgen weitere Bestandteile, die Ihr gesamtes Wohlbefinden und damit auch das Ihrer Wirbelsäule stärken: Maßnahmen zur Entspannung und zum Bewegungsausgleich. Das folgende Kapitel steht ganz unter dem Motto »innere Balance«.

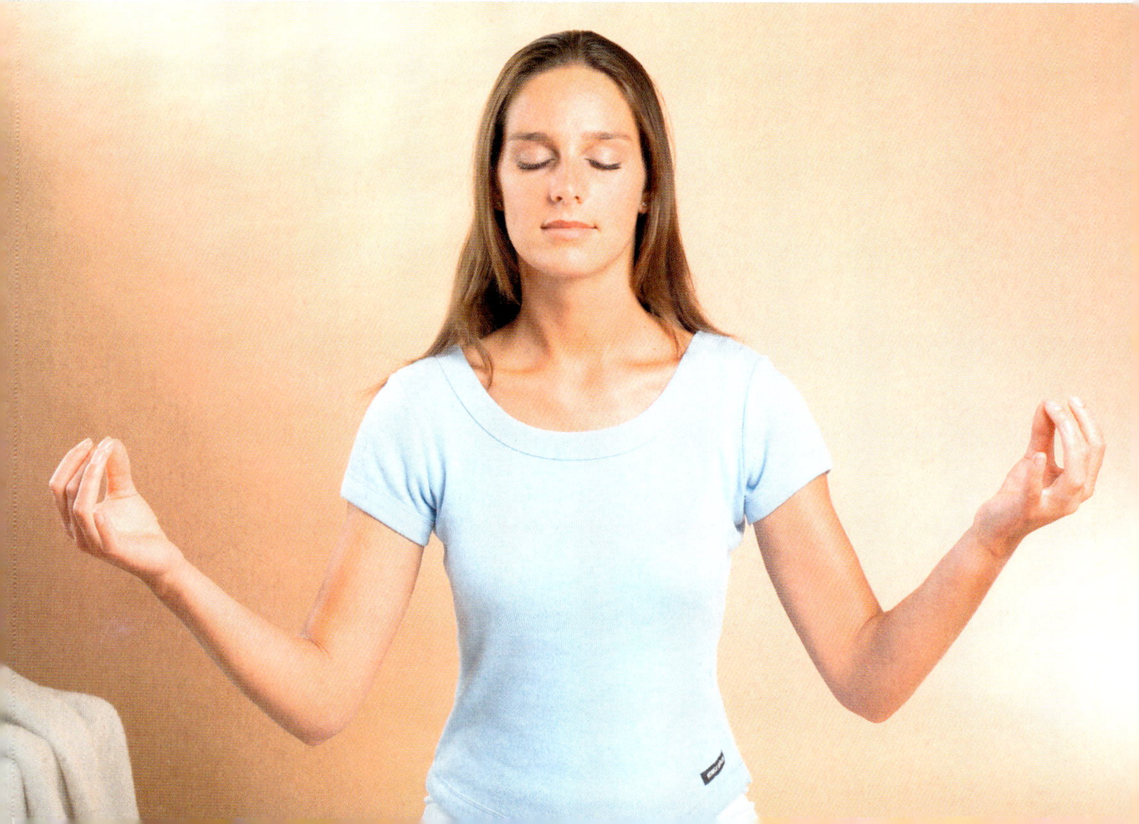

Optimales Stressmanagement

Es ist eine grundlegende Weisheit, die leider oft vergessen wird: Wer sich nicht wohl fühlt, kann auch nicht fit sein. Wir wollen Ihnen helfen, Ihr persönliches Lebensgleichgewicht zu finden.

Der Stresskreis

Stress beeinflusst nicht nur Ihr seelisches Befinden, sondern auch Ihre körperlichen Funktionen. Hohe und intensive Belastungen führen zu einer allgemeinen psychophysischen Belastung. Sie empfinden Angst, Beunruhigung oder vielleicht auch Ärger. Ihr gesamter Körper ist in akuter Alarmbereitschaft. Ihr Herz schlägt schneller, der Blutdruck steigt, und Ihr Körper setzt zusätzliche Energie frei. Die Spannung Ihrer Muskulatur steigt. Wie bereits gezeigt (→ Seite 10), beeinträchtigt anhaltender oder chronisch auftretender Stress Ihren Stoffwechsel und Hormonhaushalt. Langfristig sinkt dadurch der Endorphinspiegel Ihres Körpers. Diese so genannten Glückshormone sind körpereigene Opiate, die das Schmerzerleben dämpfen und Ihre Stimmungslage aufhellen. Sinkt der Endorphinpegel, steigt folglich das Schmerzempfinden, Lustlosigkeit und Missmut nehmen zu. Stress führt zu einer Verstärkung des Teufelskreises aus Schmerz, Muskelspannung und Befindlichkeitsstörung. Lernen Sie Mittel und Wege kennen, diesen Kreislauf zu durchbrechen.

Den Stresskreis unterbrechen

Die beste Lösung gegen Stress ist natürlich, keinen Stress aufkommen zu lassen. Wenn das so einfach wäre ... Termine, Verpflichtungen, Arbeit oder Probleme in der Partnerschaft oder der Familie können den Alltag zu einem wahren Hürdenlauf werden lassen. Im Idealfall schaffen Sie es, einen inneren Hebel auf Entspannung umzulegen. Diese Technik will genauso geübt und trainiert werden wie Ihre Muskulatur.

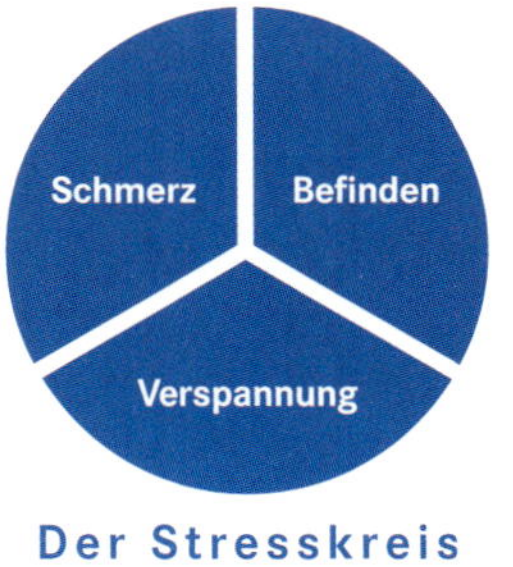

Der Stresskreis

Finden Sie zu sich selbst

Der wichtigste Schritt zum optimalen Stressmanagement: Finden Sie eine Balance zwischen Ihren eigenen Bedürfnissen und denen Ihrer Umwelt.

Kehren wir noch einmal zurück zum Stress-Test vom Anfang (→ Seite 20). Versuchen Sie herauszufinden, welche Situationen oder Faktoren Sie am meisten stressen und woran das liegt.

Oft fällt es schwer, die eigenen Bedürfnisse tatsächlich in die Tat umzusetzen. Manche Menschen haben Mühe, sie überhaupt zu erkennen und zu formulieren. Die Strukturen des Alltags lassen sich auch nicht immer grundlegend verändern. Deshalb ist es für Sie wichtig, Strategien und Möglichkeiten zu finden, um Stressreaktionen zu kontrollieren bzw. zu regulieren.

Im folgenden Abschnitt stellen wir Ihnen verschiedene Techniken vor, mit denen Sie den Stress aktiv bekämpfen.

GRUNDREGELN FÜR DAS ERFOLGREICHE STRESSMANAGEMENT

- Planen Sie Erholungszeiten ein! Seien Sie faul. Nicht der Hamster im Rad, sondern wer sich Erholungszeiten zugesteht, ist optimal leistungsfähig.
- Nehmen Sie sich neben beruflichen oder privaten Verpflichtungen immer auch Zeit für sich selbst.
- Versuchen Sie, nicht alle Probleme auf einmal zu lösen.
- Verteilen Sie Aufgaben.
- Geben Sie sich die Erlaubnis zu versagen, ohne Angst zu haben, dass davon die Welt untergeht.
- Vergleichen Sie sich nicht ständig mit anderen.
- Verringern Sie Ihr Bedürfnis, alles kontrollieren und verstehen zu wollen.

Entspannen Sie sich!

Wann, wo und wie gelingt es Ihnen, sich zu entspannen? Womit und wodurch entspannen Sie sich? Können Sie sich überhaupt entspannen? Das bewusste Abschalten und Erholen ist oft gar nicht so leicht und muss ebenso wie körperliche Bewegung erlernt werden.

Das Angebot an unterschiedlichen Entspannungstechniken ist sehr groß. Es reicht von Yoga, Feldenkrais, Meditation über Tai Chi bis Hypnose. Diese Möglichkeiten sind effektiv, bedürfen jedoch einer intensiven Einführung. Die Progressive Muskelrelaxation nach Jacobson und das Atemtraining sind relativ leicht und schnell erlernbar. Sie benötigen keinerlei Hilfsmittel und können diese Entspannungsmethoden in fast allen Alltagssituationen einsetzen.

Progressive Muskelrelaxation nach Jacobson (PMR)

Dieses Entspannungsverfahren wurde in den dreißiger Jahren des 20. Jahrhunderts von dem amerikanischen Psychologen Edmund Jacobson entwickelt. Es ist ein wissenschaftlich erprobtes Verfahren zur Selbstentspannung. Das Prinzip der PMR beruht auf der Tatsache, dass eine psychische Anspannung immer auch eine Anspannung der Muskulatur mit sich bringt – umgekehrt ist es genauso. Wenn Sie also lernen, in stressigen Situationen die Muskelspannung wahrzunehmen und dann bewusst loslassen, entspannt sich damit auch die Psyche.

PMR dämpft Ihre seelischen und körperlichen Stressreaktionen und verbessert die Regulation des vegetativen Nervensystems. Durch diese Mechanismen verringert sich auch der erlebte Schmerz.

PMR-Übungen

Sie lernen bei den Übungen durch den Wechsel von Anspannung und Entspannung der Muskulatur, sich besonders auf den entspannten Zustand zu konzentrieren. Damit vermeiden Sie eine ständige Anspannung im Alltag und deren negative Reaktionen.

Für die Übungen sollten Sie sich Zeit nehmen und für eine ruhige Umgebung sorgen. Legen Sie sich auf den Rücken, und schließen Sie die Augen. Bei den Übungen spannen Sie 14 verschiedene Muskelgruppen für sieben Sekunden an. Danach lösen Sie die Spannung und spüren etwa 20 Sekunden ganz bewusst die Entspannung in der Muskulatur. Lassen Sie sich Zeit, bis Sie zur nächsten Übung gehen.

Ziel des Übungszyklus ist es, Erfahrungen mit der Progressiven Muskelentspannung zu sammeln sowie ein Körpergefühl für Anspannung und Entspannung zu entwickeln. Erste Erfolge stellen sich rasch ein, wie immer wieder von Menschen berichtet wird, die PMR ausprobiert haben.

- Wir stellen Ihnen 14 Übungen vor, die Sie jeweils einmal wiederholen.
- Anfangs sollten Sie möglichst jeden Tag, in jedem Fall alle zwei Tage üben.
- Für den ganzen Zyklus benötigen Sie etwa 10 bis 15 Minuten.

Zusätzliche Anti-Stress-Maßnahmen sind das Ausschütteln instinktiv verkrampfter Hände und Arme und das Lockern der Kiefermuskeln – erst bewusst zusammenbeißen, dann die Zähne öffnen und die Zunge gegen die Schneidezähne legen.

Der Übungs-Zyklus

1 Rechte Hand, rechter Unterarm: Schließen Sie die rechte Hand zu einer Faust. Anspannen – Halten – Loslassen.

2 Rechter Oberarm: Strecken Sie den Arm ganz aus. Anspannen – Halten – Loslassen.

3 Linke Hand, linker Unterarm: Schließen Sie die rechte Hand zu einer Faust. Anspannen – Halten – Loslassen.

4 Linker Oberarm: Strecken Sie den Arm ganz aus. Anspannen – Halten – Loslassen.

5 Augen und Nase: Kneifen Sie die Augen fest zusammen und rümpfen Sie die Nase. Anspannen – Halten – Loslassen.

6 Wangen und Kiefer: Drücken Sie die Zähne behutsam aufeinander und ziehen Sie die Mundwinkel nach außen. Anspannen – Halten – Loslassen.

7 Nacken und Hals: Nehmen Sie das Kinn zum Hals und drücken Sie den Hinterkopf gegen den Boden. Anspannen – Halten – Loslassen.

8 Schultern und Nacken: Ziehen Sie die Schultern nach oben. Anspannen – Halten – Loslassen.

9 Bauch: Ziehen Sie den Bauch nach innen, und drücken Sie den unteren Rücken gegen den Boden. Anspannen – Halten – Loslassen.

10 Rücken: Drücken Sie das Becken weg vom Boden. Nur die Schultern und die Unterschenkel halten Kontakt. Anspannen - Halten - Loslassen.

11 Rechter Oberschenkel: Spannen Sie den rechten Oberschenkel an. Anspannen - Halten - Loslassen.

12 Rechter Unterschenkel: Ziehen Sie den rechten Fuß Richtung Schienbein. Anspannen - Halten - Loslassen.

13 Linker Oberschenkel: Spannen Sie den linken Oberschenkel an. Anspannen - Halten - Loslassen.

14 Linker Unterschenkel: Ziehen Sie den linken Fuß Richtung Schienbein. Anspannen - Halten - Loslassen.

Diese Art der suggestiven Entspannung wirkt viel tiefer als einfaches Nichtstun oder bloßes Ausruhen.

Atemtraining

Stress bewirkt, dass Sie mehr ein- als ausatmen. Dies ist eine Ur-Reaktion unseres Körpers, die dazu dient, mehr Sauerstoff ins Blut zu pumpen. Normalerweise machen wir etwa 12 bis 16 Atemzüge pro Minute. In stressigen Situationen steigt die Zahl der Atemzüge, die Atmung wird flacher. Wenn Sie entspannt sind, können Sie mit weniger als zwölf Atemzügen auskommen. Mit einem bewussten Atemtraining können Sie lernen, das Tempo gezielt auf »Entspannung« zu drosseln.

Übung 1

1 Setzen Sie sich ganz entspannt auf einen Stuhl, und legen Sie eine Uhr neben sich. Die Hände nehmen Sie in den Schoß. Konzentrieren Sie sich jetzt auf Ihre Atmung. Wie oft atmen Sie?

2 Konzentrieren Sie sich auf die Ausatmung. Atmen Sie ein, und verlängern Sie die Ausatmung. Warten Sie, bis die Einatmung von selbst kommt.

3 Versuchen Sie jetzt, die Zahl der Atemzüge zu reduzieren. Erst zehn, dann acht - wenn Sie wollen, noch weniger.

4 Üben Sie regelmäßig drei- bis viermal pro Woche, bis Sie bei vier Atemzügen angelangt sind.

Für diese einfache, aber sehr wirksame Übung benötigen Sie nur fünf Minuten Zeit.

Übung 2

Ein wichtiges Ziel der Stressbewältigung ist es, die Kontrolle, wenn schon nicht über alle »stressigen« Situationen, so doch über sich selbst und das eigene körperliche und geistige Erleben zurückzugewinnen.

1 Legen Sie sich bequem auf den Boden, wenn Sie möchten auf eine Decke und ein Kissen. Schließen Sie die Augen. Atmen Sie tief ein, und während Sie langsam ausatmen, fühlen Sie das Gewicht Ihres Körpers fest auf dem Boden. Bei den nächsten Atemzügen konzentrieren Sie sich darauf, wie der Boden Ihr Gewicht trägt.

2 Konzentrieren Sie sich jetzt besonders auf Ihre Füße. Wie fühlen sich Ihre Zehen an, wie die Muskeln in der Fußsohle und um die Fußknöchel? Wenn sich irgendein Teil angespannt anfühlt, verweilen Sie, und lassen Sie beim Ausatmen diese Anspannung abklingen.

3 Beschäftigen Sie sich nacheinander mit allen größeren Muskelgruppen in Unterschenkel, Oberschenkel, Gesäß, Becken, Taille, Magengegend, unterem Rücken, oberem Rücken, Brustkorb, Schultern, Oberarm, Unterarm, Hände, Hals, Mund, Zunge, Wangen, Augen, Stirn. Lassen Sie jegliche Spannung beim Ausatmen in den Boden abfließen.

4 Genießen Sie so lange Sie möchten das friedliche, angenehme Gefühl, das sich einstellt, wenn Sie ganz entspannt sind. Wenn Sie die Entspannungsübung beenden möchten, beginnen Sie mit kleinen Bewegungen. Strecken Sie sich, öffnen Sie die Augen, und richten Sie sich langsam auf.

MEHR POWER FÜR DEN STOFFWECHSEL

Diese Atemtechnik bewirkt gleichzeitig einen äußerst vorteilhaften Effekt auf Ihr Lymphsystem. Im Bauchraum befindet sich das Sammelbecken der gesamten Lymphflüssigkeit aus den Beinen und dem Bauchraum mit seinen Organen. Atmen Sie tief ein und aus, verändert sich gleichmäßig und intensiv der Druck im Bauchraum. Dies bewirkt eine gesteigerte Aktivität des Lymphtransports.
Atmen Sie so oft wie möglich tief in Ihren Bauch hinein, auch im Alltag. Es ist denkbar leicht, Sie dürfen es eben nur nicht vergessen.

Entspannung mit dem Ball

Im Laufe des Tages nimmt unsere Körpergröße ab. Zwei bis vier Zentimeter sind möglich. Der Grund: Unsere Bandscheiben verlieren durch die täglichen Belastungen an Höhe. Im Stehen und Sitzen nimmt durch den Druck der Flüssigkeitsgehalt ab. Über Nacht wird die Wirbelsäule entlastet, und die Bandscheiben erreichen wieder das ursprüngliche Volumen. Gönnen Sie Ihrem Rücken auch zwischendurch eine Verschnaufpause. Mit Hilfe Ihres Balles und eines Partners können Sie Ihre Wirbelsäule wunderbar verwöhnen. Achten Sie auch während dieser Übung auf eine ruhige und tiefe Atmung.

Wichtig: Die Wirbelsäule wird bei dieser Bewegung sanft auseinander gezogen. Vorausgesetzt, Sie lassen locker und spannen nicht gegen die Traktion an. Atmen Sie idealerweise mit der Zugbewegung aus und anschließend beim langsamen Zurückführen wieder ein. Wiederholen Sie diese Bewegung nach Lust und Laune.

Durchführung

1 Legen Sie sich mit dem Rücken auf den Boden, und stützen Sie die Beine angewinkelt auf den Ball. Diese Position wird Stufenlagerung genannt und entlastet die Wirbelsäule.

2 Ihr Partner kniet am besten auf einem weichen Kissen vor dem Ball und stützt sich mit den Unterarmen ab. Er fixiert Ihre Unterschenkel und rollt den Ball langsam zu sich her. Diese Position wird ein paar Sekunden gehalten und danach wieder langsam zurückgeführt.

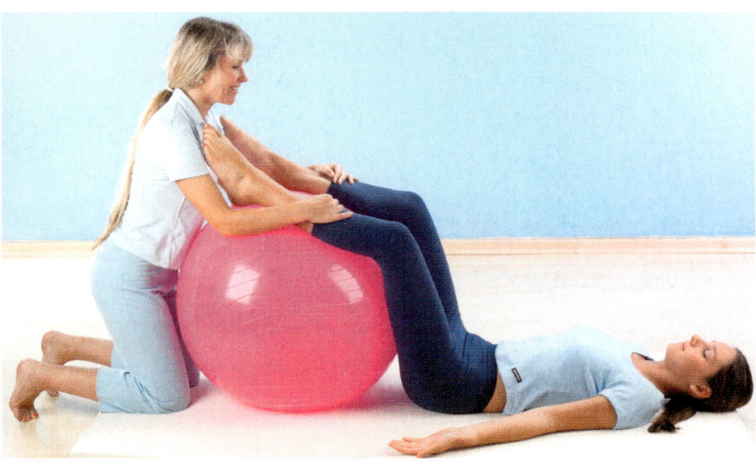

Entlastungsübung mit Partner. Tauschen Sie nach ein paar Minuten die Rollen.

Aktiver Bewegungsausgleich durch Ausdauertraining

Ihr Rücken nimmt es Ihnen übel, wenn Sie immer nur sitzen. Die Folge: Er beginnt zu schmerzen. Die einfachste Lösung: Bewegung. Laufen oder gehen Sie Ihrem Schmerz davon.

Ein regelmäßiges und gezieltes Ausdauertraining ist eine ideale Maßnahme, Ihrem Körper zu mehr Leistungsfähigkeit zu verhelfen und dabei den Stoffwechsel und das vegetative Nervensystem optimal zu regulieren. Dies verschafft Ihnen Gelassenheit und Entspannung. Durch Bewegung können wir aktiv die Stresshormone Adrenalin und Noradrenalin wieder abbauen, die in stressigen Situationen in den Blutkreislauf ausgeschüttet werden (→ Seite 11). Gehen oder radeln Sie dem Stress davon – Sie fühlen sich danach wunderbar entspannt und froh gestimmt.

Training macht glücklich

Dieses besondere Erlebnis der Zufriedenheit und des Wohlempfindens entsteht durch eine erhöhte Ausschüttung von Glückshormonen, den Endorphinen. Ihr Körper belohnt Sie für Ihre Anstrengung und möchte Sie offensichtlich zu weiterem Training animieren. Wer regelmäßig trainiert und dabei die Belastung richtig dosiert, ist in der Lage, noch mehr Endorphine auszuschütten. Dauerhafter Stress ist ein Endorphinräuber und senkt Ihren Glückshormonspiegel. Ein Grund mehr, auch nach einem anstrengenden und stressigen Arbeitstag nicht in der Couch zu versinken. Füllen Sie Ihre Glücksspeicher auf!

Je besser Ihre Ausdauerleistung, desto resistenter sind Sie gegen Stress. Das ist wissenschaftlich belegt. Es lohnt sich also, nicht nur die Muskelkraft, sondern auch die Ausdauer zu trainieren.

Mehr Leistung durch Ausdauertraining

Wer sich regelmäßig und gezielt bewegt, verspürt nicht nur weniger Stress, sondern er kann sich auch besser erholen. Denn ein regelmäßiges Ausdauertraining versorgt uns reichlich mit neuen Energiereserven und erhöht unsere Leistungsfähigkeit.

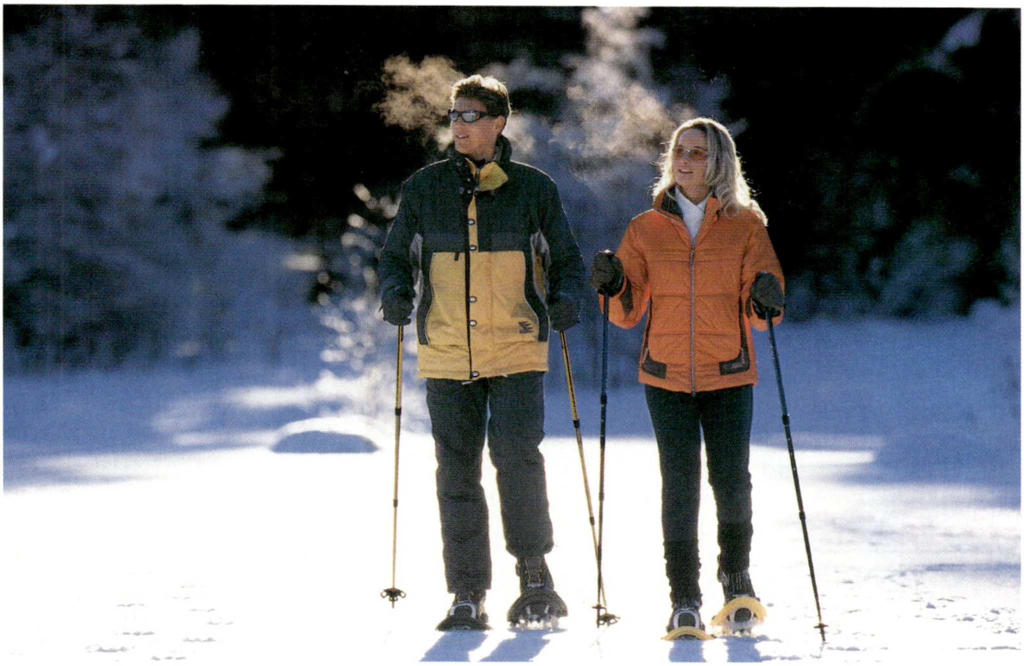

Eine mangelhafte Ausdauer führt zu Müdigkeit, Sie fühlen sich schlapp und ständig überfordert. Sie bewegen sich permanent im Grenzbereich Ihrer Belastbarkeit. Durch ein gezieltes Training erreichen Sie mehr Belastungstoleranz und können so die Probleme des Alltags mit Elan und Energie lösen.

Ausdauertraining ist die effektivste Anti-Aging-Maßnahme.

Pluspunkte für das Ausdauertraining

- Es hält jung.
- Es senkt das Risiko von Herz-Kreislauf- und Krebserkrankungen, den Todesursachen Nummer eins!
- Es senkt den Anteil des schlechten LDL-Cholesterins, während das gute HDL-Cholesterin steigt.
- Es senkt den Ruhepuls. Das Herz kommt mit weniger Sauerstoff aus, wird leistungsfähiger und muss seltener schlagen.
- Es reguliert den Blutdruck: Ein hoher Blutdruck sinkt, ein niedriger Blutdruck steigt.

Der Ruhepuls eines Normalbürgers liegt bei etwa 60 bis 80 Schlägen pro Minute, der eines Leistungssportlers bei unter 50.

- Es trainiert Ihr Immunsystem: Die Zahl der natürlichen Killerzellen steigt. Diese vernichten Eindringlinge schneller und auch Krebszellen im Frühstadium.
- Es macht intelligent und kreativ. Ihr Gehirn wird mit der doppelten Menge Sauerstoff versorgt, verglichen zum Ruhezustand.
- Es lässt Sie besser schlafen. Die Einschlafphasen werden kürzer, die Tiefschlafphasen länger. Insgesamt erholen Sie sich so besser und sind leistungsfähiger.
- Es macht schlank. Keine andere Bewegungsform verbraucht mehr Energie – und das ist im Wesentlichen das, worauf es ankommt!

Der berühmte abendliche Spaziergang um die Häuser ist erwiesenermaßen eine bessere Einschlafhilfe als zwei Stunden Fernsehen.

Rückenfreundliche Sportarten

Schwimmen, Radfahren, Inline-Skating, Skilanglauf … es gibt viele sinnvolle Möglichkeiten, sich zu bewegen.
Laufen und Walking sind die natürlichsten Formen der Fortbewegung, auch für den Rücken. Beim Laufen und Gehen kommt es zu einem rhythmischen Wechsel von Be- und Entlastung der Wirbelsäule. Ein Vorgang, der auf natürliche Weise die Bandscheiben unterstützt. Walking ist für die meisten Menschen besser geeignet als Jogging, vor allem dann, wenn Sie Anfänger sind oder Übergewicht haben. Beim Joggen müssen Sie das Zwei- bis Dreifache Ihres Körpergewichtes abfedern, beim Walking nur das Eineinhalbfache. Sind Ihre Muskeln schlecht trainiert oder Ihr Gewicht zu hoch, werden Ihre Gelenke und auch Ihr Rücken durch das Joggen überlastet.

Man unterscheidet Nordic Walking mit einem Tempo von etwa 6 km pro Stunde und Power Nordic Walking mit einem größeren Tempo von etwa 9 km pro Stunde, das besonders effektiv für die Fettverbrennung ist.

Nordic Walking

In jüngster Zeit gewinnt das Nordic Walking, unterstützt durch den Stockeinsatz, immer mehr Anhänger. Nordic Walking ist ein ideales Training für Ihre Ausdauer und Ihren Rücken. Durch den aktiven Stockeinsatz erhöhen Sie den Energieverbrauch, entlasten Ihre Gelenke und trainieren verstärkt Ihre Rumpfmuskulatur sowie die Muskulatur des Schulter- und Nackenbereiches. Vorteile, die Sie auf alle Fälle für sich nützen sollten!

Das richtige Ausdauertraining

Oft wird die Frage gestellt, wie schnell man laufen soll. Maßgeblich für einen optimalen Trainingseffekt ist nicht das Tempo, sondern sind die Herzfrequenz und Trainingsdauer.
In jedem Fall wählen Sie Ihr Tempo so, dass genügend Sauerstoff zur Verfügung steht. Sauerstoff wird für die Energieerzeugung in der Muskulatur benötigt. Vergleichen Sie es mit einem Feuer. Wenn Sie ihm Luft zufächeln, lodert es auf. Ohne Sauerstoff geht das Feuer aus. Beim Walking oder Jogging ist es das Gleiche. Ohne Sauerstoff übersäuert die Muskulatur, über kurz oder lang müssen Sie atemlos stehen bleiben.

Das Motto lautet: Lang und langsam oder kurz und schnell. Aber nicht zu schnell! Der olympiareife Sprint über kurze Distanz bedarf eines besonderen Trainings.

Temporegulieren leicht gemacht

Auf die richtige Geschwindigkeit kommt es also an. Diese lässt sich leicht durch die Herzfrequenz kontrollieren, am besten mittels kleiner elektronischer Herzfrequenzmesser. Ein Gurt um die Brust empfängt das Signal und gibt es an eine Uhr weiter, auf der dann die aktuelle Herzfrequenz erscheint. Bereits für 50 Euro sind diese Trainingshilfen im Sportfachhandel zu haben. Wenn Ihnen das zu viel Geld ist, können Sie Ihren Puls auch mit der Hand an der Halsschlagader messen. Diese Methode ist zwangsläufig ungenauer, und Sie haben nicht die Möglichkeit, die Herzfrequenz während Ihres gesamten Trainings zu kontrollieren.

Wie oft sollten Sie laufen?

Das Wichtigste ist auch hier: Regelmäßigkeit. Das heißt mindestens zweimal und nicht öfter als viermal pro Woche. Nur wenn Sie die nötige Regelmäßigkeit einhalten, können Sie die

Für Anfänger optimal: ein Tag Laufen, ein Tag Pause. Vom Laufen wohlgemerkt. Ihr Krafttraining können Sie ohne weiteres absolvieren!

vielen positiven Veränderungen durch das Laufen spüren. Planen Sie auch immer die nötige Erholungszeit mit ein.
Der größte Teil Ihres Lauftrainings sollte im langsamen Bereich stattfinden. Erst wenn Sie zwei bis drei Monate regelmäßig trainiert haben, können Sie auch etwas intensiver laufen. Dazu stellen wir Ihnen nun die beiden Varianten des Ausdauertrainings vor.

Das langsame Lauftraining

Die richtige Belastungsintensität zu finden ist gar nicht so einfach. Viele laufen zu schnell los, um nach fünf Minuten völlig entkräftet und atemlos für immer aufzugeben. Andere wiederum trainieren nach dem Motto: Nur was wehtut, bringt auch etwas. Dann stellt das Training lediglich einen weiteren Stressfaktor dar. Beides sollten Sie vermeiden. Orientieren Sie sich stattdessen an folgender Tabelle, die je nach Alter und Ruhepuls die optimalen Herzfrequenzbereiche vorgibt. Den Ruhepuls (RP) messen Sie morgens nach dem Aufwachen an der Halsschlagader.

HERZFREQUENZ/LANGSAMES TRAINING

Alter	RP 50	RP 60	RP 70	RP 80	RP 90
20	130–140	134–144	138–148	142–152	146–156
25	127–137	131–141	135–145	139–149	143–153
30	124–134	128–138	132–142	136–146	140–150
35	121–131	125–135	129–139	133–143	137–147
40	118–128	122–132	126–136	130–140	134–144
45	115–125	119–129	123–133	127–137	131–141
50	112–122	116–126	120–130	124–134	128–138
55	109–119	113–123	117–127	121–131	125–135
60	106–116	110–120	114–124	118–128	122–132
65	103–113	107–117	111–121	115–125	119–129
70	100–110	104–114	108–118	112–122	116–126

Vorteile des langsamen Lauftrainings

Ein Merkmal für richtiges Training ist, dass Sie sich jederzeit problemlos unterhalten können. Ihre Atmung ist leicht beschleunigt. Wenn Sie anfangs das Gefühl haben, dass Ihnen das Tempo eigentlich zu langsam ist, liegen Sie genau richtig. Sie sollten nämlich durchhalten, mindestens 40, besser 60 Minuten und länger. Jetzt verbrennen Sie als Energiequelle hauptsächlich Fette. Wenn Sie Angst haben, das nicht zu schaffen, probieren Sie es aus. Sie werden sehen, dass Sie dieses Training eher an einen Fahrradausflug mit der Familie erinnert.

Es ist wichtig, dass Sie Ihre Grenzwerte einhalten, um die gesundheitlichen Vorteile auch wirklich zu nutzen. Ob Sie dabei joggen oder walken, ist egal.

Das intensive Lauftraining

Wenn Sie bereits Erfahrung mit Ausdauertraining haben und sich manchmal so richtig auspowern möchten, dann ist unsere zweite Variante das Richtige für Sie. Wohlgemerkt – auch dieses Training soll nicht zu einer Übersäuerung der Muskulatur führen. Sie würden die gesundheitlichen Vorteile ins Gegenteil umkehren. Folgende Tabelle dient wieder zur Orientierung.

HERZFREQUENZ/INTENSIVES TRAINING

Alter	RP 50	RP 60	RP 70	RP 80	RP 90
20	160–170	162–172	164–174	166–176	168–178
25	156–166	158–168	160–170	162–172	164–174
30	152–162	154–164	156–166	158–168	160–170
35	148–158	150–160	152–162	154–164	156–166
40	144–154	146–156	148–158	150–160	152–162
45	140–150	142–152	144–154	146–156	148–158
50	136–146	138–148	140–150	142–152	144–154
55	132–142	134–144	136–146	138–148	140–150
60	128–138	130–140	132–142	134–144	136–146
65	124–134	126–136	128–138	130–140	132–142
70	120–130	122–132	124–134	126–136	128–138

Wirkung des intensiven Trainings

Wahrscheinlich werden Sie jetzt eher joggen als walken. Das hängt wiederum von Ihrer Leistungsfähigkeit ab. Sie haben das Gefühl einer intensiven Belastung. Ihre Atmung ist spürbar beschleunigt, aber nicht gepresst. Sie sind konzentriert, nehmen aber alles um sich herum noch wahr. Intensiv heißt nicht maximal. Die Trainingsdauer ist deutlich kürzer als beim langsamen Ausdauertraining: 20 bis 30 Minuten sind ausreichend.

Dehnen? Aber richtig!

Verwechseln Sie Dehnen oder Stretching nicht mit Aufwärmen. Aufwärmen ist sinnvoll, aber dafür genügt es, auf der Stelle zu laufen, Seil zu springen oder am Ergometer ein paar Runden zu fahren.

Das Dehnen oder Stretching spielt traditionell sowohl in der Vorbeugung als auch in der Therapie von Rückenproblemen eine große Rolle. Inzwischen hat sich gezeigt, dass es nicht immer und überall sinnvoll ist.

Pro und kontra Dehnen

Betrachtet man die wissenschaftliche Literatur über die Jahre, stellt man fest, dass es zum Thema Dehnen und Rückenschmerzen kaum Untersuchungen gibt. Im Widerspruch dazu steht die Tatsache, dass viele Menschen vom Sinn der Dehnübungen überzeugt sind. Von den Dehnungsübungen verspricht man sich vor allem folgende Effekte:

- Dehnen soll Muskelverkürzungen beseitigen,
- Dehnen soll die Muskelspannung normalisieren,
- Dehnen soll muskuläres Ungleichgewicht ausgleichen,
- Dehnen soll Verletzungen vorbeugen,
- Dehnen soll Muskelkater vorbeugen, und
- Dehnen soll die Erholung nach dem Training beschleunigen.

Neue wissenschaftliche Untersuchungen zu diesem Thema zeigen, dass das alles nicht zutrifft. Diese ernüchternde Tendenz hat dazu geführt, dass das Dehnen in der letzten Zeit an Stellenwert verloren hat.

Was diese Untersuchungen aber auch zeigen ist, dass Dehnen die Dehnfähigkeit der Muskulatur verbessert. Aus diesem Grund halten wir es für sinnvoll, Ihnen im Anschluss einige Dehnungsübungen vorzustellen, die Sie als eigenes kleines Trainingsprogramm absolvieren können.

Effektiv dehnen

Im Wesentlichen können wir zwei unterschiedliche Dehnungstechniken unterscheiden – das statische, haltende Dehnen und das dynamische, federnde Dehnen.

1 Beim statischen Dehnen gehen Sie langsam in die Dehnposition und halten diese für mindestens 20 Sekunden.

2 Beim dynamischen Dehnen gehen Sie ebenfalls zunächst in die Dehnposition, führen dann aber kleine federnde Bewegungen im Rhythmus von etwa zwei Sekunden aus.

Bis vor kurzem wurde überall fast ausschließlich das statische Dehnen bevorzugt, da das dynamische Dehnen Verletzungen provozieren soll. Es hat sich inzwischen gezeigt, dass das dynamische Dehnen dem statischen in der Effektivität überlegen ist.

Auch wir haben jahrelang unseren Patienten Dehnungsübungen gezeigt, im Glauben damit etwas Gutes zu tun. Inzwischen dehnen wir nicht mehr. Sowohl in der Vorbeugung als auch in der Therapie ist kein Platz für Elemente, deren Effektivität fragwürdig erscheint.

GRUNDREGELN FÜR EFFEKTIVES DEHNEN

- Wenn Sie durch dynamisches Dehnen die Dehnfähigkeit Ihrer Muskulatur verbessern wollen, sollten Sie dafür eine eigene kleine Trainingseinheit absolvieren und das Dehnen nicht an den Anfang oder das Ende einer anderen Trainingseinheit angliedern.
- Dynamisches Dehnen in Verbindung mit einer anderen Trainingseinheit, zum Beispiel Kraft- oder Lauftraining, macht nur am Anfang dieser Trainingseinheit Sinn, da es hier das Aufwärmen unterstützt.
- Wenn Sie Ihre Dehnfähigkeit verbessern wollen, sollten Sie etwa zwei- bis viermal pro Woche dehnen. Wenn Sie sie erhalten wollen reicht einmal pro Woche.
- Wärmen Sie sich vor dem Dehnen mit fünfmal Auf-der-Stelle-Laufen oder Treppenlaufen auf.

Zehnmal effektiv gedehnt

Individuelle Unterschiede bewirken, dass jeder Mensch den Dehnungsreiz ein wenig anders empfindet. Schulen Sie mit diesen Übungen auch Ihr Körpergefühl und Ihr Gespür für die Belastbarkeit Ihrer Muskulatur.

Das hier vorgestellte kleine Übungsprogramm unterstützt die Dehnfähigkeit Ihrer Muskulatur von Kopf bis Fuß und erhöht damit Ihre Beweglichkeit und Ausdauer. Viele Sportler berichten auch, dass sie sich danach einfach besser fühlen.

Beachten Sie für eine dynamische Ausführung der Übungen unbedingt den Bewegungsablauf, den Sie im Folgenden genau beschrieben finden:

- Gehen Sie bei jeder Übung so weit in die beschriebene Dehnposition, bis Sie ein Ziehen in der Zielmuskulatur spüren; jedoch nicht so weit, dass es richtig schmerzt.
- Gehen Sie nun im Wechsel von etwa zwei Sekunden an das Dehnungsgefühl heran und wieder weg.
- Wiederholen Sie diesen Wechsel 15-mal, so dass Sie auf etwa 30 Sekunden kommen.
- Gehen Sie nun komplett aus der Dehnposition heraus, machen Sie eine kurze Pause und wiederholen Sie die Dehnung insgesamt dreimal. Während der Pause können Sie eine andere Muskelgruppe dehnen.

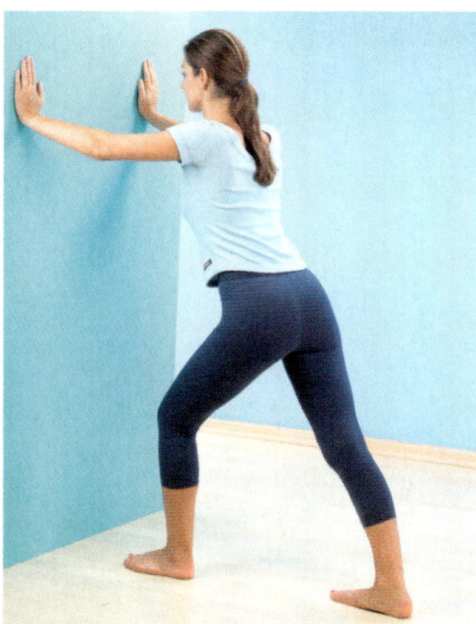

Übung 1: Wadenmuskulatur

1 Stützen Sie sich mit beiden Händen an einer Wand ab. Ein Bein stellen Sie nach hinten aus, das andere Bein ist im Kniegelenk gebeugt. Beide Fersen stehen fest am Boden.

2 Strecken Sie das hintere Bein ganz aus, und gehen Sie mit Hüfte und Oberkörper so weit nach vorne, bis Sie in der Wadenmuskulatur ein Ziehen spüren.

3 Wechseln Sie nach 15 Wiederholungen zum anderen Bein. Dehnen Sie nun die andere Seite ebenfalls so lange, bis Sie ein deutliches, aber schmerzfreies Ziehen in der Wadenmuskulatur spüren.

Übung 2: Oberschenkelrückseite

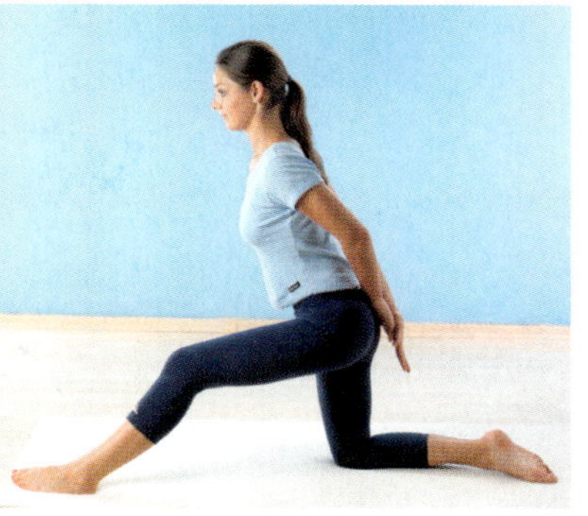

1 Gehen Sie in den Kniestand. Ein Bein stellen Sie nach vorne auf die Ferse. Das Kniegelenk dieses Beines ist leicht gebeugt.
2 Verschränken Sie nun die Hände hinter dem Rücken, und beugen Sie Ihren Oberkörper nach vorne. Achten Sie darauf, Ihren Rücken gerade zu halten.
3 Die Dehnung spüren Sie an der Oberschenkelrückseite.

Übung 3: Oberschenkelvorderseite

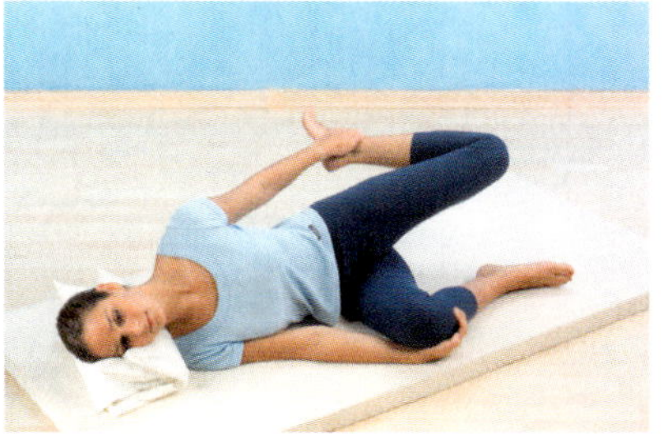

1 Legen Sie sich auf den Boden in die Seitlage. Ziehen Sie mit dem unteren Arm das untere Knie an die Brust.
2 Das obere Bein beugen Sie nun im Kniegelenk, so dass Wirbelsäule, Hüfte und Knie eine Linie bilden. Greifen Sie mit der Hand den Fuß, und ziehen Sie ihn Richtung Po.
3 Die Dehnung spüren Sie an der Oberschenkelvorderseite.
Ergänzend können Sie im Sitzen die inneren Oberschenkelseiten dehnen. Lehnen Sie sich gegen eine Wand. Die Beine winkeln Sie ab, die Füße ziehen Sie zu sich heran. Legen Sie die Hände auf die Knie, und drücken Sie diese nach unten.

Übung 4: Hüftbeugemuskulatur

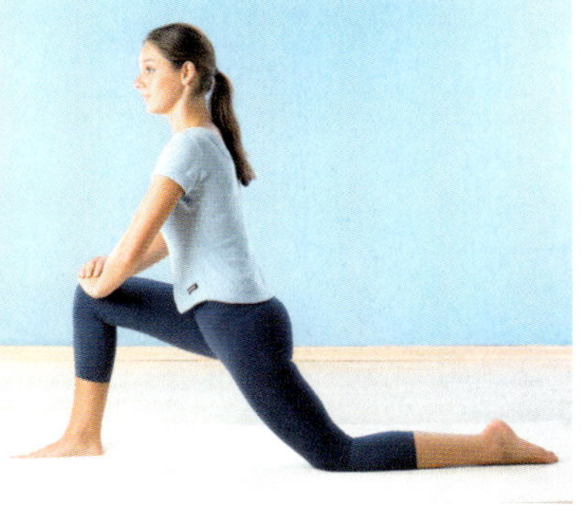

1 Gehen Sie in den Kniestand. Das hintere Bein strecken Sie möglichst weit nach hinten. Das vordere Bein ist etwa im rechten Winkel gebeugt. Legen Sie die Hände locker auf das vordere Bein.
2 Drücken Sie nun die Hüfte schräg nach unten, so dass Sie die Dehnung im vorderen Hüftbereich spüren.
3 Dehnen Sie anschließend die andere Seite.

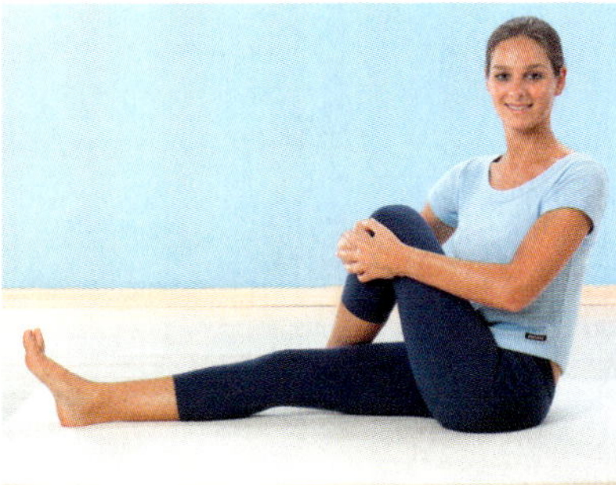

Übung 5: Gesäßmuskulatur

1 Setzen Sie sich hin, und strecken Sie ein Bein aus. Winkeln Sie das andere Bein an, und stellen Sie den Fuß auf die gegenüberliegende Seite des ausgestreckten Beines neben das Knie.

2 Umfassen Sie nun mit dem Ellbogen das Knie, und ziehen Sie es zu sich her.

3 Sie spüren die Dehnung im Gesäßbereich.

4 Dehnen Sie anschließend die andere Seite.

Diese Übungen sind besonders nach langem Sitzen wohltuend.

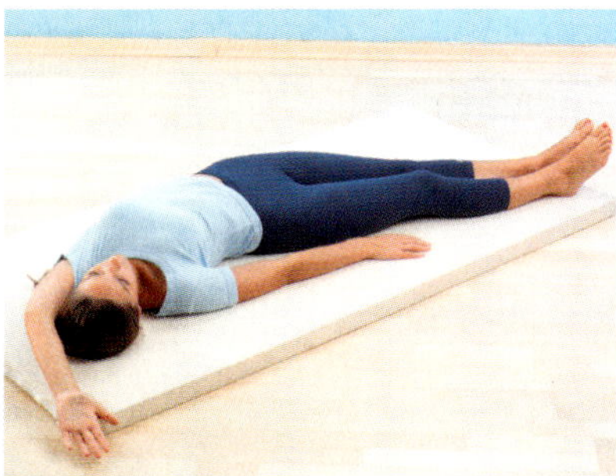

Übung 6: Schräge Rumpfmuskulatur

1 Legen Sie sich auf den Rücken. Stellen Sie ein Bein an. Das andere bleibt ausgestreckt.

2 Greifen Sie nun mit der gegenüberliegenden Hand das Knie des angestellten Beines, und ziehen Sie es zur Seite. Das Knie kommt in Richtung Boden. Den freien Arm strecken Sie nach oben aus. Beide Schultern bleiben am Boden liegen.

3 Sie spüren die Dehnung im Bereich der Lendenwirbelsäule und im Gesäßbereich.

4 Dehnen Sie anschließend die andere Seite.

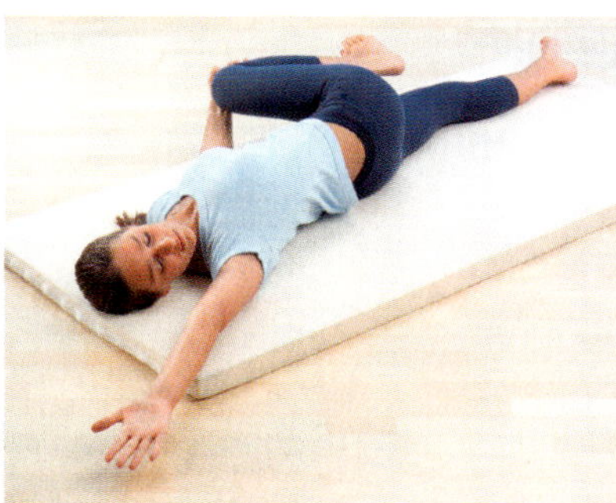

Übung 7: Seitliche Rumpfmuskulatur

1 Legen Sie sich auf den Rücken. Strecken Sie einen Arm nach oben aus, den anderen legen Sie neben den Körper.

2 Rutschen Sie nun beide Beine zur Seite weg vom ausgestreckten Arm, bis sie in einem Bogen liegen. Legen Sie die Beine so weit zur Seite, bis Sie die Dehnung im seitlichen Bereich der Lendenwirbelsäule spüren. Sie können den Arm zu Hilfe nehmen.

3 Dehnen Sie anschließend die andere Seite.

Übung 8: Brustmuskulatur

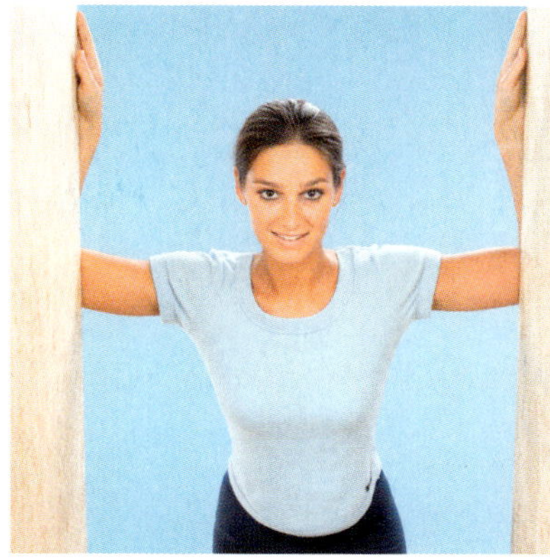

1 Stellen Sie sich in einen Türrahmen. Beide Unterarme legen Sie rechts und links an den Rahmen. Gehen Sie in eine leichte Schrittstellung.

2 Drücken Sie nun den Oberkörper nach vorne, durch die Tür. Achten Sie darauf, nicht ins Hohlkreuz zu fallen. Spannen Sie die Bauchmuskulatur etwas an.

3 Sie spüren die Dehnung im Bereich der Brustmuskulatur.

Übung 9: Schultermuskulatur

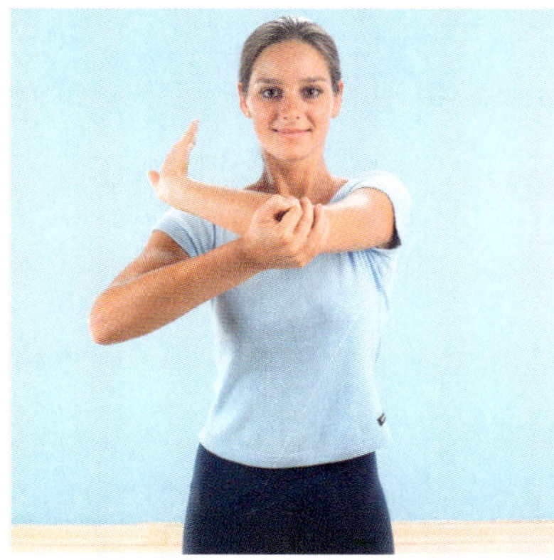

1 Stellen Sie sich etwas mehr als hüftbreit hin.

2 Nehmen Sie mit einer Hand den Ellbogen des anderen Armes, und führen Sie ihn über die Schulter nach hinten. Führen Sie den Unterarm seitlich am Kopf vorbei.

3 Drücken Sie nun von vorne den Ellbogen so weit nach hinten, bis Sie im hinteren Schulterbereich die Dehnung spüren.

4 Dehnen Sie anschließend die andere Seite.

Übung 10: Nackenmuskulatur

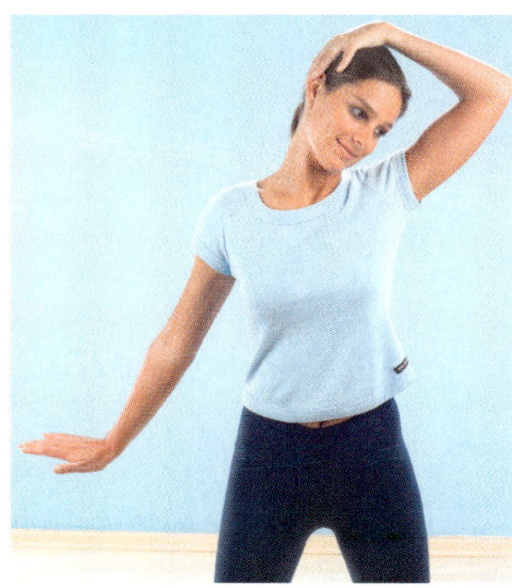

1 Stellen Sie sich etwas mehr als hüftbreit hin. Greifen Sie mit einer Hand seitlich über den Kopf.

2 Ziehen Sie nun den Kopf zur Seite, und drehen Sie ihn leicht zur Seite. Der Blick geht jetzt schräg zum Boden. Sie spüren die Dehnung im seitlichen Nackenbereich.

3 Dehnen Sie anschließend die andere Seite.

Integrieren Sie die Dehnübungen in Ihr Trainingsprogramm, oder fügen Sie sie ganz nach Bedarf in Ihren Tagesablauf und Büroalltag ein.

Über dieses Buch

Wir danken Frau Jutta Konrad von der COSMEA-Schule, Morellstr. 33, 86159 Augsburg, für die freundliche Leihgabe der Gymnastikmatte.

Die Autoren

Christof Baur, geboren 1965, ist Diplomsportlehrer für Prävention und Rehabilitation sowie Magister Artium (M. A.) der Sportpädagogik, Psychologie und Pädagogik. Er ist im Therapie- und Trainingszentrum Friedberg tätig.
Bernd Thurner, geboren 1970, ist Diplomsportlehrer für Prävention und Rehabilitation. Er ist ebenfalls im Therapie- und Trainingszentrum Friedberg tätig und Dozent an einer Berufsfachschule für Physiotherapie.

Bildnachweis

Alle Fotos: foodline.de, Bad Wörishofen; mit Ausnahme von: PhotoDisc, Hamburg/Seattle: 5, 22, 30, 72; MEV Verlag GmbH, Augsburg: 68, 83

Impressum

Weltbild Buchverlag
-Originalausgaben-

4. Auflage 2005

Projektleitung: Dr. Ulrike Strerath-Bolz
Redaktion: Gesa Gunturu, München
Umschlaggestaltung und Innenlayout: X-Design, München
Umschlagfoto: foodline.de, Bad Wörishofen
DTP-Produktion: AVAK Publikationsdesign, München
Reproduktion: Point of Media GmbH, Augsburg
Druck und Bindung: Offizin Andersen Nexö Leipzig GmbH, Spenglerallee 26-30, 04442 Zwenkau

Gedruckt auf chlorfrei gebleichtem Papier

Printed in Germany

ISBN 3-89897-062-0

Wichtiger Hinweis

Die in diesem Buch veröffentlichten Ratschläge und Übungen wurden mit größter Sorgfalt von den Verfassern und dem Verlag erarbeitet und geprüft. Eine Garantie kann jedoch nicht übernommen werden. Ebenso ist eine Haftung der Verfasser bzw. des Verlages und seiner Beauftragten für Personen-, Sach- und Vermögensschäden ausgeschlossen.

Stichwortverzeichnis